ぴんとくる
消化器外科
看護

ぷろぺら　著

平野龍亮　医学監修

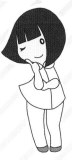

南 山 堂

はじめに

はじめましてな方もそうでない方も，こんにちは！
看護師エッセイ漫画『ぴんとこなーす』の著者，ぷろぺらと申します．
皆さんは消化器外科は好きですか？　術前情報収集・オリエンテーション，解剖生理・術式の理解，術後ケア，離床援助，疼痛管理，ドレーン関連の理解やストーマケアなど…やることがすごく多くて嫌になっちゃうときもありますよね．
消化器外科はチームで行う医療．診察・執刀を行う医師，ケアを行う看護師などのコメディカルに限らず，患者さん自身の治療への参加も非常に大切になってきます．だからこそ，チームの息がしっかり合って結果が見えたとき，すごく達成感を感じることができます．そして，その結果が見えやすいのが消化器外科なんです！
「わからない」から，「なぜ」に，「なぜ」を「だから」に昇華して，「だから」のひとつひとつが繋がることで，すっごくわかりやすくなるのも消化器外科のいいところ．今回は頼りになるドクターやWOCナースの協力も得て，新人さんや消化器外科の経験がなくてどこから勉強してしていいのかすらわからない，またわかっているつもりだったけど実はちょっと不安…という看護師さんに読んでいただきたい内容になりました！
これからナスさんやアイちゃんと一緒に勉強していきましょう．
この本を読んでもらえたら，いままで消化器外科が苦手だった看護師さんにも「消化器外科看護って面白い！」と思わせてみせます！

ここでひとこと

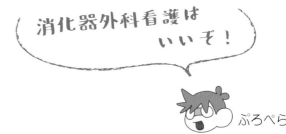

消化器外科看護は
いいぞ！

2020年2月　　　　　　　　　　　　　　　　　　ぷろぺら

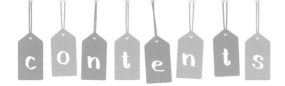

contents

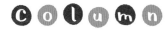

column

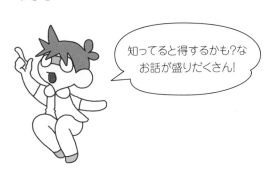

知ってると得するかも?な
お話が盛りだくさん!

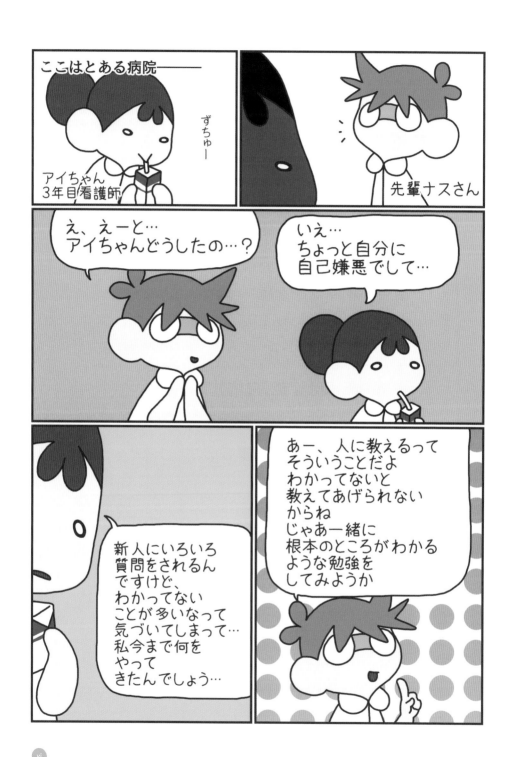

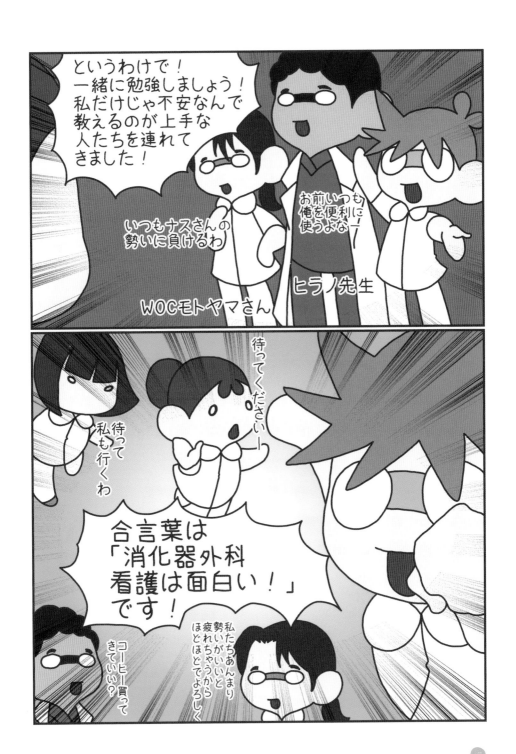

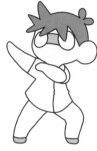

この本の登場人物

ナスさん

病棟の経験年数はそこそこ
消化器外科領域が大好き
基本的にサボるために
仕事を全力でやるスタンス
仕事のモットーは「楽しくやる」

アイちゃん

悩める3年目
わかってるつもりで
わかってないことが
自分でわかって
きちゃって最近迷路に
入り込みがち
真面目なのでなかなか手を抜けない
タイプ
仕事のモットーは探してる最中

ワカさん

年齢を聞くと怒るくらい
の経験年数
後輩には厳しいタイプの
先輩看護師さん
本当はちゃんと人のことを
見てるけど素直になれない
仕事のモットーは「自分が許せ
ないことはしない」

ヒラノ先生

外科医
気さくでとても話しかけ
やすいので, 看護師さんに
おごらされがち
いろんな説明がとっても上手
悩みは痩せないこと

モトヤマさん

WOCナース（皮膚・
排泄ケア認定看護師）
あんまり感情が上下しない
タイプ
ナスさんの勢いにいつも振り
回されるので, ちょっと困ってる
仕事のモットーは「可もなく不可も
なく」

第 1 章

術前〜術後まで
多くの患者さんに共通すること

第1章では，消化器外科病棟に入院している患者さんのケアに
共通して必要な知識を押さえておきましょう！

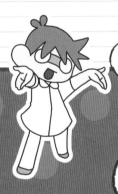

消化器外科看護の
基本だよ！

術前の情報収集から
術後に必要なケアまで，
きちんと理解してね！

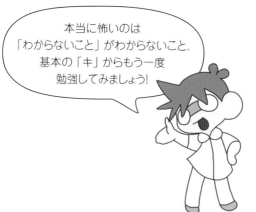

本当に怖いのは
「わからないこと」がわからないこと.
基本の「キ」からもう一度
勉強してみましょう!

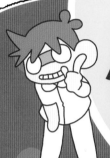

手術をスムーズに行うために，そして術後早期に回復するために重要なのが術前の情報収集なのです！

術前の情報収集

ざっくり
まとめ

必ずチェックするポイント

①氏名，生年月日，年齢，身長，体重
→薬剤投与量を決めるために年齢・体重は必須
→高度肥満は術後管理にも大きく影響
→認知機能や理解度も確認しておく！

②現病歴
→経緯や手術の目的を確認して術前オリエンテーションに活かす
→画像所見や術前の各種検査結果をみて術前の状態を把握
→癌の場合は告知されているかどうかも要確認！

③既往歴
→抗凝固薬・抗血小板薬の内服歴，内分泌疾患，腎疾患，心血管疾患，
脳疾患，呼吸器疾患，感染症の有無，手術歴などを確認

④その他
→歯の状態や指輪・ネイル，刺青についても確認
→キーパーソンの連絡先，家族の協力態勢も確認

術前に必ず確認しておくこと

　手術を行う前には，十分に患者さんの情報を収集しておく必要があります．具体的にどのような情報を収集するのか，そしてその必要性を見ていきましょう！

　氏名や生年月日といった情報に加え，これまでに罹患した，あるいは治療中の疾患などもきちんと確認しておく必要があります．

氏名，生年月日，年齢，身長，体重

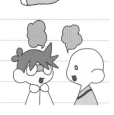

- 本人確認には氏名や生年月日の確認は必須です！
- 麻酔や投薬にあたり，**年齢や体重で使用する薬剤の量などは変化**します．
- 体重が3桁あるような**高度肥満の場合などは，術中に特別な機械を使うこともありますし，術後管理にも大きく影響**します．
- 容易にコミュニケーションがとれるかどうか，**認知機能や理解度**もこの時点で把握しておきましょう！

現病歴

- どのような経緯で現在の診断に至ったかや今回の手術の目的を明確にすることで，術前オリエンテーションが行いやすくなります．
- 術前の状態を把握しておくために，**画像所見や術前のルーチンの検査結果も確認**しましょう．
- 癌の場合は**告知がなされているかどうか**もしっかり確認しておきましょう．

既往歴

❶抗凝固薬・抗血小板薬の内服歴

- 術中・術後の出血に影響があります．
- **これらの薬剤を内服している＝もともとは血栓ができやすい状態**なので，**内服を中止している場合は，術後の脳梗塞や肺塞栓，DVTなどに注意**が必要です．

❷内分泌疾患（主に糖尿病）

- 糖尿病の患者さんは，**血流不全によって創傷治癒が遅くなる**傾向にあるため，術前から血糖コントロール目的で入院することもあります．
- **免疫能が低下**するため，**感染性合併症のリスクが増大**します．

- 特に**膵臓の手術はインスリン分泌に影響を及ぼす**ので，**術後もしっかりと血糖の推移を把握**しておきましょう．

❸腎疾患

- NSAIDsの使用で腎機能が低下することがあるため，腎機能障害のある患者さんへは，術後にNSAIDsの使用が制限されることがあります．
- **透析を導入している場合は，シャントの状態や通常の排尿状態**（透析患者さんは排尿量が少ない）**を術前に把握**し，イン・アウトバランスを確認しましょう．

❹心血管疾患

- **高血圧は出血傾向や，想定外の合併症につながります**．
- 降圧薬を内服している場合は，術前から血圧コントロールを行うことがあります．
- 術後に内服できない期間は，輸液から降圧薬を投与することもあります．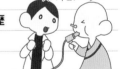
- 術前に通常時の心電図波形を把握することで，術後の波形変化に気づくことができます．

❺脳疾患

- **脳梗塞や脳出血の既往歴がある場合は，術前に麻痺の有無などを把握**しておく必要があります．

❻呼吸器疾患

- 主に**肺癌や気胸，喘息やCOPDなど，呼吸に関する既往歴**はしっかりと情報収集しておきましょう．

スパイロメーター

- 呼吸状態や酸素飽和度は術後の離床にも影響します．
- **術前にスパイロメーターで呼吸機能を把握**しておきましょう．
- 術前から呼吸リハビリテーションが行われることもあります．
- 喫煙歴がある場合，**術前からの禁煙指導**が必要になります（術前8週間以上の禁煙が推奨されています!）．

❼感染症

- 感染症，特に血液感染するものの場合は，針刺しや曝露でスタッフへ感染するおそれがあります．
- 血液検査の結果を確認し，必ず連絡項目に記載するようにしましょう．

❽手術歴

- 過去に手術を受けたことがあれば，いつごろ，どのような手術だったかを確認しましょう．
- 特に麻酔施行時や，覚醒・抜管時の様子を聞いておきます．

身につけているものなど

❶歯

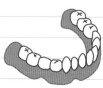

- 口腔環境，特に歯の状況（**動揺歯や義歯の有無**）を確認しておきます．

- 術中は人工呼吸管理を行うため，**動揺歯があると気管挿管のときに抜けたり，さらに抜けた歯を誤嚥してしまうリスクがある**ため，必要があれば動揺歯を術前に抜歯することもあります．

- 同じ理由で，**義歯も必ず術前にはずしてもらいましょう**．

❷指輪

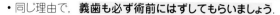

- 緊急手術のときに問題になりやすいです．

- **電気メスで火傷をしたり，術後に末梢がむくんで指輪がはずせなくなる**ことがあるので，早い段階ではずしてもらいましょう．

- やむをえずカットする場合は，患者さん本人やご家族にきちんと確認をとります．

❸ネイル

- こちらも緊急手術のときに問題になりやすいです．

- ネイルは，**術中のSpO₂が測れなくなったり，末梢のチアノーゼが確認できなくなる**ことがあります．

- ポリッシュ（いわゆるマニキュア）なら除光液で簡単に落とすことができますが，ジェルネイルの場合は落とすのに専用のリムーバーを使用する必要があり，剥離の際の爪への負担も大きいので，術中全身管理を行う麻酔科に一報入れておくのも手です．

❹刺青（タトゥー）

- 刺青がある場合は，MRI検査の際に火傷をすることがあります．

- 刺青は肝炎ウイルスなど血液感染する感染症のリスクがあるため，血液検査の結果も確認しておきましょう．

- 最近はワンポイントで入れている人も多く，すぐに気づかないこともあるので，患者さん本人やご家族へ刺青の有無は必ず確認しておきましょう．

その他

❶ご家族

- 術中・術後に何かあった場合に備え，**キーパーソンのご家族とすぐ連絡がとれる手筈**を整えておきましょう．

- 家族背景にはいろいろと事情がある場合もあるので，ご家族の理解度や協力態勢ができているかなども確認しておく必要があります．
- 問題がある場合は早い段階から**MSW**などに介入を依頼し，術後の態勢を整えておきましょう．

緊急手術の場合には全部把握するのは大変そうですけど…

それでも，最低限把握しておきたいことばかりだよ．患者さん本人の意識状態がよければ本人に，それが難しいならご家族にしっかり確認しておこうね！

特に注意が必要なときや内服管理については，術中に全身管理を行う麻酔科医と協力して指示を出すからね．必要に応じて指示を仰いでね．

脱水は手術の敵！

手術室入室のとき，オペ室ナースに最終飲食の時間を細かく聞かれますが…

　全身麻酔を行うと筋弛緩が起こるため，嚥下反射も抑制されます．麻酔導入時に胃の内容物を嘔吐すると気管に入り，誤嚥性肺炎を起こすリスクがあるため，基本的に術前は絶飲食になります．

　ただし，最近では経口補水液（アルジネード®ウォーター，OS-1など）を術直前まで経口摂取することが術後の早期回復につながるとして，術直前まで経口摂取を推奨している施設もあります．純粋な液体成分だけなら相当早く胃を通過することがわかっているので，割と直前まで飲んでも大丈夫です．脱水がなければルートもとりやすいですよ！

COLUMN

ルート確保のホントのところ

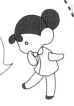

> 新人のころ，「術前のルート確保は
> 基本的に手術する側の反対側に」と教わりました．
> 麻痺があったり，全く確保できない場合は
> 手術側でも大丈夫ですか？

　手術する部位や体位によりますが，「基本的に手術する側の反対側に」というのは，術中に全身管理をする麻酔科医の都合や機械を置く場所が関係してきます．そこで，麻痺がある場合などには，事前に麻酔科に確認しておく必要があります．また，手術する側の腕は手術する部位によっては腕がむくんでしまい，点滴漏れがあっても正確に判断できないというリスクもあります．

　なお，術前の末梢ルート確保はできれば20Gにしてください．これは，術中に何かあったときに，血圧を保つため大量輸液を高速で行う必要があったり，大至急で輸血などを行うことがあるからです．

　穿刺部位ですが，手背より上，正中より末梢の前腕部が推奨されます．もし穿刺に失敗した場合は，より末梢に新たな末梢ルートを確保したときに失敗した部位から血管外漏出する可能性があるため，何度もトライするのはNG！　穿刺に失敗したときは，穿刺した部位をオペ室ナースに伝えてください．どうしても困難なら麻酔科医に相談するなどして対応しましょうね．

このあたり
ただし，橈側は神経損傷の
リスクが高いので要注意！

まとめ

- 術前の末梢ルート確保は手術する部位の反対側
- 該当側に麻痺がある場合は，事前に麻酔科に確認！
- 穿刺する針は20G（最低22G以上）
- ルート確保の部位は手背より上，正中より末梢の前腕部
- ルート確保が困難なら麻酔科に相談

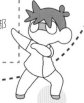

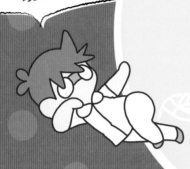

手術は侵襲性が
とても大きい処置!
術後管理は細やかな
観察眼が必要です!

術後管理

**ざっくり
まとめ**

必ずチェックするポイント

①全身麻酔からの覚醒
→覚醒状態や悪心・嘔吐などの有無をチェック!

②呼吸・循環動態
→酸素飽和度や呼吸数,脈拍や血圧,尿量をきちんと観察

③ドレーン管理
→排液の色や量,刺入部の状態を観察
→固定の方法にもコツがある!

④疼痛管理
→痛みをきちんと評価し,鎮痛薬や硬膜外鎮痛法の副作用
　や合併症がないかも観察!

⑤早期離床
→回復を早めるために段階的に進めていこう!
→でも,無理は禁物! 離床前にはバイタルサインの確認や疼
　痛コントロールなどをきちんと行う!

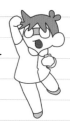

全身麻酔からの覚醒

術後管理に大きく影響するから,
まずは麻酔について知っておこうね!

全身麻酔とは?

麻酔…苦手ですー

でも, 消化器外科では
多くの手術で全身麻酔をするし,
手術を行ううえでもとても重要な項目ではあるから,
きちんと勉強しておこうね.

❶麻酔の種類

- 局所麻酔や伝達麻酔は手術を行う部分にのみ行いますが, **全身麻酔は全身に麻酔を**
  かけるため, 意識が消失します.

- **意識を消失した状態では, 患者が異常を訴えることができないため,** 麻酔科医が全
  身管理を行います.

❷麻酔の目的

- 麻酔の目的は以下の3つです.

鎮静	精神的な苦痛をなくすために寝てもらう (なにをしているかなんて覚えていたくないでしょ? 金縛り状態で何時間も耐えるなんて拷問でしょ?)
筋弛緩	患者が動かないようにする (腹部手術の場合は腹筋の力を抜くことで, 小さな創でも大きく開きやすくする)
鎮痛	痛み (身体的な苦痛) をなくす

❸全身麻酔の流れ

1. 手術室入室後, 背中から硬膜外麻酔を実施

2. 確保した静脈ルートより鎮静薬を投入

3. 確保した静脈ルートより筋弛緩薬を投与

4. 筋弛緩が確認できたら, 気管挿管し, 人工呼吸器を作動

5. 人工呼吸導入後, 吸入麻酔薬や静脈麻酔薬を持続的に投与

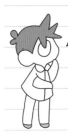

昔は手術室に入室する前に
前投薬が行われていた記憶
があるけど…

いまでも行っている施設はあると思うよ.
でも，筋肉注射とかで余分な痛みを与える
ことになるから，必要性があまり高くないと
判断されて最近は減ってきているよね.
前投薬なしなら手術室に歩いて入室できる
というメリットがあるしね.
ただ，理解度が低い患者さんや不安が強い
子どもの患者さんには医師の判断で使用す
ることもあるよ.

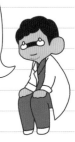

▌全身麻酔後に注意が必要なポイント

❶覚醒の状態

- 術後，麻酔からの覚醒が十分でないことがあるので，麻酔から覚醒できているかを確認しましょう.
- **自発呼吸が10回/分以上で，開眼や離握手などの簡単な従命が可能**なら全覚醒と判断します.

❷術後悪心・嘔吐（PONV）

- 人によって覚醒後，一時的に悪心・嘔吐が出現することがあります.
- 女性，非喫煙者，PONVや乗り物酔いの既往，術後のオピオイド使用などがリスク因子とされています.

❸術後嗄声

- ほとんどは声帯への器械的刺激によって起こった**一過性の声帯機能不全**なので，**1週間くらいで軽快**することが多いです.

❹疼痛

- 術後はさまざまな方法で鎮痛が図られているはずです.
- 点滴や硬膜外鎮痛法など，どんな方法が使われているのか，どんな薬がいつ使われたのかなど，よく確認しましょう.
- くわしくはp.21を参照.

麻酔の全体的なイメージは
「強力に酔っ払わせて死な
ない程度に痛みもなにもわ
からない状態にして手術す
る」という感じ．つまり，
PONVはお酒でいうところ
の「二日酔い」．だから，
お酒と同じで残る人もいれ
ば残らない人もいるんだよ.

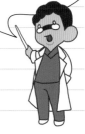

呼吸・循環動態

術後は麻酔の影響などで
呼吸抑制や頻脈が出現することも…

呼吸器への影響

- 抜管後，麻酔の影響による呼吸抑制や意識レ
ベルの低下による舌根沈下で酸素飽和度が低
下することがあります．

まずは呼吸状態を
しっかりと観察ね!

❶酸素飽和度の低下

- **意識レベルの低下による舌根沈下**や**喀痰による気道閉塞**で酸素飽和度が低下すること
があります．
- 抜管後は気道内分泌物が増加することが多く，意識レベルが悪かったり，疼痛で腹筋
に力を入れることができず，十分な**喀痰の自己喀出が困難な場合は，吸引**をしましょう．
- **舌根沈下がみられる場合は，肩枕を入れて気道確保**を行います．
- 経鼻エアウェイなどを入れて気道を確保する場合もあります．
- 術後はルーチンで酸素投与が行われていることも多いですが，それでも酸素飽和度の
低下がみられる場合は，その原因を調べましょう．

❷呼吸抑制

- 原因として最も多いのはオピオイドです．

> **呼吸状態は数字だけを見て安心してはいけない!!**
> 　麻酔を覚ますときに中和薬（主に筋弛緩への拮抗薬）を使うことがあ
> ります．中和薬の効果は比較的早く切れますが，麻酔薬によっては切
> れるのに時間がかかるものもあり，中和薬が切れる時間になっても麻
> 酔薬の効果が残っていると，まるでまた麻酔にかけられたように，帰室
> してしばらくしてから意識が落ちたり，呼吸が止まったりすることがあり
> ます．しかし，酸素投与が行われていると，息が止まっていてもしばら
> くの間，SpO_2が保たれてしまいます．そこで，SpO_2が下がる前に呼
> 吸状態の異常に気づけるよう，観察することがとっても重要です．なお，
> 最近のモニターは呼吸性の動きがわかるので，数字だけでなく，それ
> も確認するようにしましょうね．

循環器への影響

- 術中の大量出血による影響など，術後は循環動態の観察が必須です．

❶頻脈

- **一番頻度の多い原因は疼痛です．**
- 心疾患などの既往がないかを確認しておきます．
- 頻脈は，**疼痛や尿道カテーテルの閉塞による膀胱充満感，悪心・嘔吐**なども影響するので，まずは全身をみて原因を調べ，原因の除去に努めましょう．
- 洞調律ではなく，不整脈がみられる場合は，出血や不適切な輸液による電解質異常，虚血や手術侵襲に伴う炎症の可能性があります．
- **既往のない心房細動（AF）の波形がみられたら，すぐに医師に報告**します！

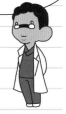

心房は心臓の中の筋肉としては弱いから，負担に耐えられなくなるとプルプル震えやすいんだ．でも，震えると血栓の原因になるんだよ！

心房細動（AF）

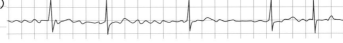

❷低血圧・高血圧

- 術後24時間以内に急激な低血圧がみられた場合は，生命に直接かかわる**術後出血**のことがあります．
- **血圧上昇の一番頻度の多い原因は疼痛**ですが，痛みに弱い人ではまれに**迷走神経反射**を起こして，逆に血圧低下や徐脈になったりすることもあります．
- 麻酔薬による心機能の抑制や，薬剤による末梢神経の拡張作用でも血圧は低下します．
- 不整脈があるときは心臓が十分にポンプ機能を果たせていないため，やはり血圧が下がることがあります．
- 低血圧のときは，まず**意識レベルと心電図波形を確認し，医師に報告**しましょう．

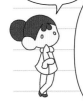

高血圧のときは…?

もともと心疾患があったり，術中に血管を傷つけてしまっていて出血のリスクが高い場合でなければ，通常の血圧±20mmHgくらいなら様子をみてもいいよ．血圧が高いということは，言い換えれば十分な血流を保っている状態だし，血流が保たれているなら臓器にも十分な血液が送られているということだからね．高血圧のときは頭痛や悪心など，麻酔後の合併症に似た症状も出現するから，全身状態の観察も忘れずにね．

❸循環血液量の減少

- 術後は全身の循環血液量が減少し，**血圧低下や頻脈などのショック症状**が出現することがあります．

> 出血による
> 血圧低下と頻脈の関係は
> p.33を参照!

- 術中の出血や不感蒸泄による**全身の循環量の低下**，手術で組織を破壊された部位を中心に産生されるサイトカインの影響による**血管透過性の亢進**などが原因です．
- 血管透過性が亢進することにより，血管内の水分がサードスペースに移動し，十分な輸液が行われているにもかかわらず，血管内の循環血液量が減少します．
- これにより，浮腫や尿量の減少が起こります．
- 術後の尿量は，一般的に「0.5mL/kg（体重）/時以下」の状態で乏尿と判断します．
- **乏尿が3時間以上持続する場合は，医師に報告**が必要です．

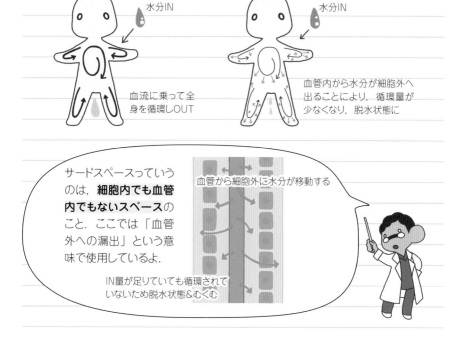

正常な状態

水分IN

血流に乗って全身を循環しOUT

血管透過性が亢進した状態

水分IN

血管内から水分が細胞外へ出ることにより，循環量が少なくなり，脱水状態に

> サードスペースっていうのは，**細胞内でも血管内でもないスペース**のこと．ここでは「血管外への漏出」という意味で使用しているよ．

血管から細胞外に水分が移動する

IN量が足りていても循環されていないため脱水状態&むくむ

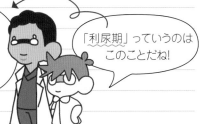

つまり輸液量は
多くても少なくてもいけない…?

術後の循環血液量は2〜3日で徐々に回復して，サードスペースにあった水分が血管内に戻ることで，排尿量も増えてくるよ．

「利尿期」っていうのはこのことだね!

腎臓の水分調節機能は本当にすごい!

　腎臓は，体に水が足りないと判断したら，水をどんどん再吸収します（＝尿量が減る）．そして，尿が十分出ているということは，「水分が足りている」というなによりのサインであると同時に，「心臓が元気だ」というサインでもあります．だから，尿が出ているだけで，医師はとても安心するのです．

　以下に尿量が正常な場合と，尿量が減少している場合で腎臓や心臓になにが起こっているのかを示します．

episode 1: 尿量が正常なとき

心臓が元気→しっかりと腎臓に血流が運ばれる→腎臓は血液量（水分量）が十分だと判断→尿が出る

episode 2: 尿量が減少しているとき①

心臓が元気ではない→血液が鬱滞→腎臓への血流が不十分→腎臓は血液量（水分量）が足りないと誤解→尿が減る

この場合には，フロセミド（ラシックス®）などの利尿薬で尿を出し，心臓の負担を取ってあげます．

episode 3: 尿量が減少しているとき②

心臓は元気だけど血液（水分量）が足りない→しっかりと腎臓に血流が運ばれない→腎臓は血液量（水分量）が足りないと判断→尿が減る

この場合には，輸液量を増やして血液量を増やしてあげます．

　尿が減ったときには，2と3の区別をしっかりすることが大切です（3に利尿薬を使ってしまったら大変なことに!）．術前に心臓に問題はまずないと判断されていたら，通常は3と考えてよいでしょう．しかし，心臓に懸念があるならば，胸部X線撮影を行い，2と3を判別します（血液の鬱滞は肺にも起こるので画像で判断できます）．もちろん，X線撮影をするまでもなく，呼吸状態でわかることも．

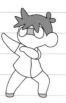

ドレーン管理

ドレーンによって患者さんの体内で何が起こっているか，把握することができるよ！

ドレーンの目的

- 術後の患者さんの体には，ドレーンが入っています.
- ドレーンには，①情報ドレーン，②予防的ドレーン，③治療的ドレーンといった目的があり，多くの場合で，その2つ以上の目的をもって留置されてきます.

①情報ドレーン

- 術後に手術をした部位で何が起こっているかを観察するためのドレーンです.
- **縫合不全や膵液漏などの異常の早期発見**のために留置されます.

②予防的ドレーン

- 術後は，手術した部位で滲出液が多量に分泌されます.
- 消化器の術後の液溜まりは，「**理想の細菌培養器**」になってしまうので，その予防のために留置されます.
- 腹腔内だけでなく，創部にも留置されることがあります.

③治療的ドレーン

- 縫合不全や膵液漏が起こってしまった場合に，**排膿などを目的**として留置されます.

体内は37℃で一定（培養器と同じ），そして体液は栄養満点. 消化器の術後は「菌はそこにいるもの」（腸を切除したら便は必ず出る）. でも，術創には血流がなくて，免疫系のお助けはすぐには来られない…ということで，液溜まりは「理想の細菌培養器」になっちゃうんだよね…

ドレーンの種類

①開放式ドレーン

- 特に**創周囲などに使用**されます.
- ペンローズドレーンなどが代表的です.
- 外界に開かれているため，**逆行性感染のリスク**があります.
- 体腔内にドレーンが落ち込むことを防ぐため，**刺入部を縫合糸や安全ピンで固定**することもあります.

滲出液が溜まりやすい創部の尾側に留置されることが多い

ガイド代わりなので，ただのフィルム状態のものと，孔が開いた筒状のものがある

❷閉鎖式ドレーン

- **腹腔内などに留置**されます.
- 水分は重力で下に落ちるので**挿入部より下に置く**のが基本です.
- ドレーンバッグに持続的に陰圧がかかるようになっているものもあり，その場合は陰圧がきちんとかかっているかの観察が必要です.
- 閉鎖式ドレーンでも，**バッグ内の排液が逆行することによる逆行性感染のリスク**があります.

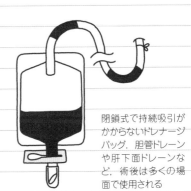

閉鎖式で持続吸引がかからないドレナージバッグ．胆管ドレーンや肝下面ドレーンなど．術後は多くの場面で使用される

閉鎖式ドレーンの例

握りつぶすことで，低圧の陰圧を持続的にかけることができる

このバルブ型リザーバーは皮下ドレーンに限らず利用される

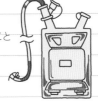

皮下ドレーン

パキっと折ることで陰圧がかかる

J-VAC®ドレーン

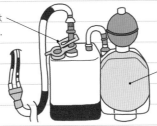

排液を廃棄するときは排液側をクランプし，蓋を開けて廃棄する

乳癌や甲状腺の術後に使用することが多い印象

右側の風船（バルーン）を膨らませて低圧吸引を持続させる

SBバック®ドレーン

特にバルブ型リザーバーは，体の下敷きになったりすると逆流防止機構が壊れてむしろ陽圧になってしまうよ．だから，患者さんがドレーンを下敷きにしたり，踏んづけたりしないように注意しようね!

ドレーンの留置部位

- 腹腔内や胸腔内に留置されるドレーンでは，患者さんが仰臥位になったときに，体液が貯留しやすい場所に留置されます．

- 横隔膜下は高い位置にあるのですが，肝臓と接する横隔膜が上下するときにまるでポンプのように陰圧になって水を吸い上げるため，水が溜まりやすいです．

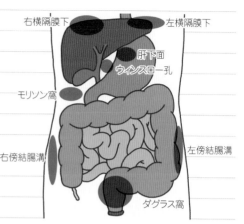

ドレーンの固定

- ドレーンの固定に使用するテープは**角を丸く切り落とすことで，剥がれにくく**なります．

- ドレーンは刺入部近くに接続部がある場合もありますが，状況によって接続をはずしたり，接続はずれがないかを観察するために，テープを貼らず露出するようにします．

- 余裕をもたせて固定する部位には，ドレーンが自然にカーブを描くように固定します．

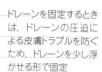

ドレーンを固定するときは，ドレーンの圧迫による皮膚トラブルを防ぐため，ドレーンを少し浮かせる形で固定

「Ω（オメガ）-型固定」や「Ω留め」などいろいろ呼ばれていますが，ナスさんは「Ω貼り」と呼んでいます

- 刺入部はみえるように基本的に透明テープを使用しますが，刺入部からの滲出液が多いときにはガーゼ固定を行うこともあります．

- **固定しているテープは基本的に毎日交換**しましょう！

- 固定には粘着力の強いテープを使用していることが多いので，**剥離するときはスキントラブルを起こさないよう十分注意**しましょう．

- テープ剥離後は，貼付部にスキントラブルがないかも確認します．

- スキントラブル防止のため，以前貼ったところと同じ部位で固定しないようにしましょう．

ドレーンの固定方法

 ①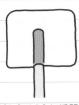

刺入部がみえるように透明なテープで固定する（ガーゼで固定する施設もある）

②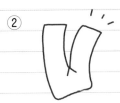

ハサミで切り込みを入れて「Yテープ」をつくる

 ③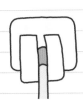

ドレーンの下をくぐらせて透明テープを固定するようにYテープを貼る

④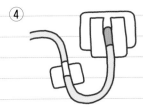

余裕をもたせて離れた場所でドレーンをΩ貼りし，Yテープで固定する

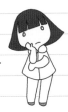

無理な固定をすると，刺入部の疼痛や閉塞の原因に！

ドレーンの観察・ケア

❶ドレーン排液の色・量

- 予防的ドレーンや情報ドレーンの排液は，通常では**術直後から淡血性→淡々血性→漿液性と変化し，量も減少**していきます．

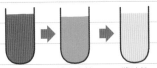

淡血性　　淡々血性　　漿液性

- 突然，**排液が出なくなった**などの異常がある場合には，**ドレーンの屈曲や閉塞**を疑います．
- 逆に**1時間あたり100mL以上の血性の排液がある場合には，術後出血**を疑います．
- 腹腔内のドレーン排液が，**血性でもないのに急に増えたらイレウスのサイン**のことがあります（張った腸がボリュームを締めて腹圧が上がるので，液が絞り出されるように外に出てくるため）．

- 排液が下のような色になったら，術後合併症を疑いましょう.

術後出血	感染	縫合不全	乳び胸・リンパ漏	胆汁漏*		膵液漏	
血性	膿性	便汁	乳び（混濁）	胆汁	胆汁（酸化された状態）	膵液（正常は透明）	膵液漏

＊胆管ドレーンの排液は正常な状態で胆汁の色になります

> 生理的な変化以外で色や量に大きな変化がみられたときは，ただちに医師へ報告するのよ！

❷刺入部の観察

- 最初に固定された部位から動いていないかを確認しますが，あらかじめ刺入部やテープの固定部にマーキングをしておくとわかりやすいです.
- 刺入部周囲に**感染（発赤や刺入部からの排膿など）を起こしていないか，閉塞していないか**を確認します.

❸ドレーンのミルキング

- ドレーンチューブ内に排液が溜まったままだと，フィブリン塊や血液が固まったりしてドレーンチューブが詰まってしまうことがあります.
- これを防ぐため，**ドレーンチューブをミルキングローラーや手でしごいて流出を促す処置がミルキングで**す.

- しかし，最近はあまり行いません.
- 添付文書をよく読むと，ミルキングが禁忌とされているドレーンは結構多いです.

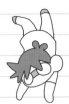

疼痛管理

> 痛みを我慢することに
> メリットはないのだよ!

疼痛管理の必要性

- 手術に疼痛はつきものですが，最近では疼痛を我慢しないよう指導する施設が多くなっています．
- 日本人は疼痛を我慢しがちですが，**積極的に疼痛コントロールを行うことで早期離床にもつながります**．
- 痛みを我慢させても心にも体にもいいことはひとつもない，という意識を持ちましょう．

> 「痛みがわからないと合併症が発見しにくい」などという人もいるけれど…
> もし異常が起こっていれば，程度の差はあるけど痛みが全くわからないというところまで完全に消えることはまれ．
> きちんと観察と問診をしていれば，ちゃんと徴候はとらえられるよ!

疼痛の評価

- 疼痛は個人によって差があります．
- 「患者さん自身が感じている痛み」を伝えてもらうために，下のようなスケールを使用して，疼痛の状態を把握しましょう．

❶NRS（Numerical Rating Scale）

- 0〜10の11段階で痛みを示してもらいます．
- 安静時に3以上で疼痛管理が必要とされています．

| 0 | 1 | 2 | 3 | 4 | 5 | 6 | 7 | 8 | 9 | 10 |

0：全く痛みのない状態，10：想像できる限りで最大の痛み

❷フェイススケール

- 6段階の顔のイラストを指すことで痛みを示してもらいます．

❸CPOT（Critical-Care Pain Observation Tool）

- 客観的に疼痛を判定できるスケールで，患者さんが疼痛の自己申告ができない場合に使用されます.

項目	説明	スコア	
表情	筋肉の緊張はない	リラックスしている	0
	顔をしかめる，眉を下げる，眼球の固定，まぶたの筋肉の収縮	緊張している	1
	上記に加え，強くまぶたを閉じる	顔をゆがめる	2
体の動き	動かない（痛みがないという意味ではない）	動きなし	0
	ゆっくり慎重な動き，痛みのあるところを触ったり，さすったりする	保護している	1
	チューブを引き抜く，起き上がろうとする，手足をばたつかせる，命令に従わない，スタッフを殴ろうとする，ベッドから降りようとする	落ち着きなし	2
筋緊張（受動的な上肢の屈曲・伸展）	受動的な動きに抵抗しない	リラックスしている	0
	受動的な動きに抵抗する	緊張・硬直している	1
	受動的な動きに強く抵抗する，屈曲・伸展できない	強く緊張・硬直している	2
人工呼吸器との同調（挿管患者）……または……発声（挿管していない患者）	アラームなし，容易に換気ができている	人工呼吸器や運動を許容している	0
	アラームは自然に止まる	咳嗽はあるが許容している	1
	非同調：換気がうまくできない，頻繁なアラーム	ファイティング	2
	通常の調子で会話する	通常の調子で会話する	0
	ため息，うめき声	ため息，うめき声	1
	泣き叫ぶ，すすり泣く	泣き叫ぶ，すすり泣く	2

（Gélinas C, et al: Validation of the critical-care pain observation tool in adult patients. Am J Crit Care, 15(4): 420-427, 2006. より作成）

いずれのスケールでも，指標が0になるように疼痛コントロールを行います.

▌注意が必要な疼痛

- 生理的な疼痛は，閾値による個人差はありますが，起き上がるときなどに増強し，安静時にはなくなります.
- **安静時にも持続するような強い疼痛があるときは，術後合併症**を疑いましょう.

観察項目

バイタルサイン

- ショックバイタルでは縫合不全による腹膜炎や出血，また肺塞栓症や心筋梗塞の可能性があります．

ドレーン排液

- ドレーン排液の性状が正常でない場合は縫合不全を疑います．

腹部症状

- 腹膜刺激症状（腹部を強く押したとき増強する疼痛など）がある場合，縫合不全による腹膜炎を疑います．

創部の状態

- 創部感染でも疼痛が増強することがあります．

鎮痛薬の種類

❶NSAIDs（非ステロイド性消炎鎮痛薬）

- ロキソプロフェン（ロキソニン®）やジクロフェナク（ボルタレン®），フルルビプロフェン（ロピオン®）に代表される，解熱・鎮痛作用のある薬剤です．
- NSAIDsには「天井効果」があり，**短時間で重ねて使っても効果が乏しく，副作用のリスクが高まるだけ**といわれています．
- NSAIDsを使用しても十分な効果が得られない場合は，ほかの薬剤を選択します．
- NSADsの代表的な副作用は以下のとおりです．

腎障害	• 腎障害を誘発する可能性があるので注意 • 透析などを行っている慢性腎不全の患者には，腎機能の悪化を考えなくてもよい
胃腸障害	• 潰瘍や穿孔のリスクがあるため，特に胃の術後には使用を控える • 予防のため，PPIを併用することがある
低血圧	• 特に坐薬は即効性があり，発熱して脱水状態の人が急に解熱するときに一気に多量に発汗することで，循環血漿量が急激に減ってショックに近い血圧低下を誘発することがある
喘息	• 「アスピリン喘息」が有名（喘息患者の10%はNSAIDsが原因とされている） • 喘息の既往がある場合は使用を控える

❷アセトアミノフェン

- カロナール®やアセリオなどに代表される薬剤で，一般用医薬品にも多く使用されています．
- 解熱作用はありますが，抗炎症作用はほとんどありません．
- NSAIDsに比べると腎障害や胃腸障害などのリスクは低いです．
- NSAIDsとは作用機序が違うので，併用で相乗効果が期待できます．

> **アセリオの使い方**
> 　アセリオは量に関係なく「15分で投与」と投与時間が定められています．これより早くても遅くても十分な効果が得られないとされています．

> **アセトアミノフェンの投与量と効果**
> 　近年，添付文書が改訂されて以前より多くの量が使えるようになりました．これまでの「弱い薬」という印象は量が少なかったせいで，ちゃんとした量を使えばアセトアミノフェンはよく効く薬です．

❸オピオイド

- 麻薬性鎮痛薬（モルヒネ，フェンタニルなど）や麻薬拮抗性鎮痛薬（レペタン®，ソセゴン®など）などです．
- フェンタニルに代表される麻薬性鎮痛薬は，術後に硬膜外鎮痛法で用いられることがあります．
- 麻薬拮抗性鎮痛薬は麻薬性鎮痛薬と似た機序で作用しますが，「拮抗」とあるだけに麻薬性鎮痛薬と一緒に使用すると麻薬の作用が減弱してしまうため，**同時に使用することは控えます**．
- **呼吸抑制や悪心・嘔吐，尿閉，徐脈などの副作用**があるため，これらの症状がみられたら使用は控えます．

▌硬膜外鎮痛法

- 「エピ」，「エピドラ」などともよばれます．
- 術後，仙骨あたりにある脊椎の硬膜外腔（＝硬膜と黄靭帯の隙間）にカテーテルを留置されて戻ってくることがあります．
- カテーテルからは鎮痛薬などが持続投与されています．
- カテーテルの先端がどこにあるかは術式によって異なります．

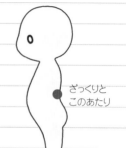

ざっくりとこのあたり

硬膜外鎮痛法の合併症

神経症状	• 穿刺や血腫形成によって下半身の痺れや麻痺などが出現することがある • 留置時より抜去時に起こる場合が多いため，抜去後は特に注意!
尿閉	• 局所麻酔薬による骨盤神経と陰部神経の麻痺が原因 • 尿道カテーテル抜去後は，自尿の有無を確認 • オピオイドの副作用による尿閉の可能性も考える

PCA

• **PCA（patient controlled analgesia）とは，患者さん自身が痛みをコントロール**することができるしくみです．

• 疼痛時にボタンを押すことで，持続的に流れている薬剤が急速投与されます．

• 一度押すとロック機能が作用して，一定時間経たないと再度押せなくなり，必要以上に流れすぎないようになっているので，過剰投与の心配がありません．

• 硬膜外鎮痛法でも静脈からのオピオイド投与でも用いられます．

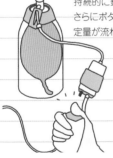

持続的に鎮痛薬が流れ，さらにボタンを押すと一定量が流れる

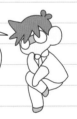

なにより患者さん自身が疼痛をコントロールすることができるのがメリットだよね!

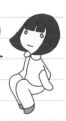

でも，物理的にカテーテルが閉塞して薬剤が流入していないことがあるから，三方活栓の向きはこまめにチェックしましょうね!

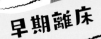

早期離床

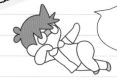

術後の早期離床は,
「痛みはあるが, 百利あり」!

▌離床の目的

- 術後出血のリスクが高い24時間が経過したら（あるいは安静解除後），なるべく早く離床することが早期回復につながります.
- しっかりと疼痛コントロールを行い, 術前のADLに応じた早期離床を意識することが合併症予防にもつながります!

早期離床のメリット

- 全身の血流がよくなることで**術創の早期回復**につながります.
- 腸蠕動が促され, **術後イレウスの予防**になります.
- 体を起こすことで**呼吸状態が改善**されます.
- 下肢のポンプ機能を促進することで, **深部静脈血栓症の予防**にもなります.

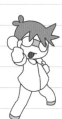

体を動かすからおなかが空いて
経口摂取量が増えるとかね!
ほんとに術後は「いかに早期離床を
するか」にかかっているんだよ!

▌離床を行うための準備

❶バイタルサインのチェック

- まずは全身状態の把握から!
- 血圧が低かったり, 発熱している人を無理に起こすのはやめましょう.

❷ドレーン・カテーテル管理

- 術式によっては大量のドレーンなどが体に入っていることがあります.
- 輸液ポンプなどの**はずせるルート類は, 事前にはずしておきます**.
- むやみに動かすと自己抜去につながるため, 必ず看護師が管理しながら慎重に離床を進めましょう.

❸疼痛コントロール

- 疼痛がある状態の離床は患者さんにとって苦痛です.
- 術後の疼痛は起き上がるとき（腹筋に力を入れたとき）に増強する傾向にあります.
- しっかりと**疼痛コントロールを行い，徐々に離床を目指しましょう.**

❹眩暈の有無の確認

- 特に女性では，麻酔の影響でヘッドアップしたときにめまいや悪心を訴えることが多いです.
- 眩暈は転倒につながるため,症状が強いときは,まずは不快な症状の改善を目指します.

離床の方法

①ヘッドアップ

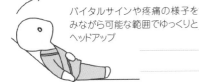

バイタルサインや疼痛の様子をみながら可能な範囲でゆっくりとヘッドアップ

②ヘッドアップ～起坐位保持

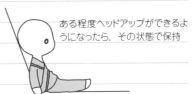

ある程度ヘッドアップができるようになったら，その状態で保持

③起坐位～端坐位

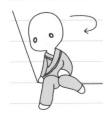

ヘッドアップせず，腹筋で起坐位をとると腹圧がかかり，創部離開のリスクが上がります

端坐位をとるときは起き上がるときも側臥位から起き上がるように指導します

④端坐位～立位

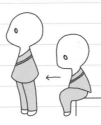

転倒に注意しながら立位保持の援助をします．端坐位がとれれば，立位時にはそれほど痛みません

胸を張るようにすると痛みが増強するので，創部を片手で強く抑えながら背中を丸めてゆっくりと立位をとると疼痛が緩和されます

⑤立位～その場での足踏み

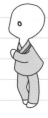

端坐位での足踏みでも可．術前のADLに応じて離床を行います

ベッド柵や動かない椅子につかまるなどして注意しながら行います

⑥歩行～歩行距離を伸ばす

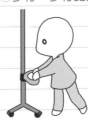

初回の歩行は必ずナースが付き添い，歩行状態を観察しましょう

段階的に進めていきましょうね!

COLUMN

息苦しいのは「酸素が足りない」から？

　「息が苦しい原因は何？」と聞かれら，ほとんどの人が「酸素が足りないから」と答えるのではないでしょうか．しかし，「息を止めて，苦しくなったら手を挙げて」と言われたら，多くの人が40秒くらいで手を挙げるのです．考えてみると，吸引などで患者さんが40秒くらい呼吸できない状況になることは現場でも多いと思います．そのとき，患者さんのSpO_2は下がっていますか？　実は,40秒程度では下がらないのです．「息が苦しい」と感じる原因は「酸素が足りない」からではなく，「**二酸化炭素を吐き出したい**」からなのです．酸素不足で苦しくなるのは，かなりSpO_2が下がってからです．たとえば，標高3,000m近くになると，健常者のSpO_2も92〜93％くらいに下がりますが，安静にしていればその程度では苦しいとはあまり感じません．つまり，SpO_2があまり低くないのに，**息苦しいと訴える患者さんは「酸素濃度が足りない」のではなく，「換気が足りない」という可能性**を必ず考えてほしいのです．

> だから，SpO_2が十分高いのに「息苦しい」と訴えられたからといって，マスクをつけて少量の酸素を流す…なんて，患者さんにとっては拷問みたいなものなのよ!!

　換気が足りないとわかれば，その理由を探しましょう．**多くの場合は疼痛**（痛みがあると，怖くて深呼吸ってできないものです）**や体位が原因**です．それならば，鎮痛やヘッドアップで対応できますよね．

　しかし，酸素は回復を含めたあらゆる活動の源泉なので，術後もしっかりほしいわけです．また，酸素が足りないと，必要なところにたくさん酸素（血液）を届けるために，心臓に大きな負担がかかります．ただし，酸素は酸化につながる毒である側面も持つため，なんでもかんでも高濃度酸素を投与すればよいかというと，それも問題です．そこで，**術前のroom airでのSpO_2をちょっとだけ上回る**，が理想です．

まとめ
- 苦しいと言っていなくても酸素が足りていないとき（術前のSpO_2を下回る）
  →モニターを確認し，必要な酸素投与
- 苦しいと言っていてもSpO_2の低下がみられないとき
  →換気が足りない可能性を考え，原因を見つけて対処

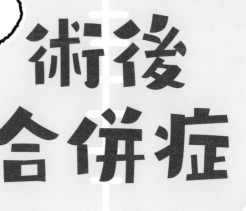

術後合併症を発見
するのはいつでも一番側で
患者さんをみている看護師！
早期発見が早期対応に
早期対応は予後改善に
つながります！

術後
合併症

ざっくり
まとめ

必ずチェックするポイント

① 縫合不全
　　→ドレーンの排液の性状，感染徴候の有無

② 術後出血
　　→バイタルサインや眼瞼結膜の色，ドレーンの排液の色や量

③ 無気肺
　　→呼吸状態，酸素飽和度，呼吸音，喀痰の量，胸部X線画像など

④ イレウス
　　→腹部の症状の有無，腸蠕動音，腹部X線画像

⑤ 深部静脈血栓症
　　→下肢浮腫の左右差，血栓症のリスク

⑥ 創部感染
　　→創部周囲の発赤，腫脹，熱感，排膿，疼痛，発熱（全身）など

縫合不全

縫合不全とは？

- 縫合部がなんらかの原因で完全にくっつかず，**内容物が漏れてしまう**ことです．
- **術後1週間前後**に起こりやすい合併症です．
- 胃の術後なら胃液，腸の術後なら便汁がもれてしまい，**腹膜炎を併発**します．

縫合不全の主な原因は？
縫合部にテンションがかかると，圧が高くなって血流が悪くなります．創の治癒には血流が確保されていなければならないですが，テンションがかかると血流が確保できず，縫合部が癒合しないため，縫合不全の原因となります．

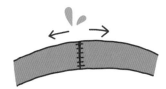

 縫合部にテンションがかかると縫合不全が起こりやすくなる！

 縫合不全から腹膜炎を起こすと，ショック状態に陥ることもあるよ！

観察項目

❶ドレーン排液の性状

- 縫合不全を知るには**とにもかくにもドレーン排液の性状の観察**が一番！
- きれいにみえても便臭がするときには縫合不全が強く疑われます．
- しっかりと観察を行い，異常の早期発見に努めましょう！

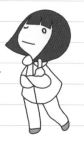

くわしくはp.19をチェックしてね！

❷感染徴候

- 縫合部の感染，あるいは縫合不全による腹膜炎などを起こしている場合は**発熱，炎症反応（CRP，WBC）の上昇などの感染徴候**が見られます．

なぜ，縫合不全は怖い？

外部からものを取り入れる消化管の中は，体の「外」です．口〜肛門までをひとつの「穴」と考えると，人間は究極的にはちくわ型なのです．すると，胃や腸の中は，ちくわの「穴の中」なので，体の「外」になりますね．そして，消化管は体の外部から取り入れたものを絶対に体の内部に漏らさない構造になっています．なぜなら，臓器を収めている体腔内は無菌状態だから！　そして，外部から取り入れたもの=食べ物や飲み込んだ唾液などは基本的に雑菌だらけ．

 縫合不全は雑菌まみれの物質が体の中に入っていくという恐ろしい合併症なのです！

体の中の管に食べ物や消化液が正常に流れるということがどれだけ大切なのかっていうことですね…

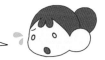

対応

- こちらもすぐに医師に報告!
- 腹膜炎などに対して抗菌薬の投与，漏れてしまったものを体外に出すためにドレナージ術，または再手術を行う可能性があります．

偽膜性腸炎

細菌を殺す薬である抗菌薬を使用すると，腸内細菌のバランスが崩れて，時にいわゆる「悪玉菌」が非常に多くなってしまうことがあります．その代表が*Clostridioides（Clostridium）difficile*（CD）で，偽膜性腸炎を起こすと，頻回の水様の下痢をくり返します．

抗菌薬を使った後ならいつでも起こりうる合併症ですが，消化器外科の疾患で抗菌薬を使わないことはほぼ皆無なのでよく見ます．消化器外科術後の下痢はよくありますが，水様で頻回で改善がないときは必ずこれを疑いましょう．便検査で診断され，内服薬（バンコマイシンやメトロニダゾール）で改善します．

術後出血

術後出血とは？

- 文字通り，**術野周囲の血管などがなんらかの理由で損傷**し，そこから出血することです．
- **術直後〜術後24時間以内に起こる可能性が高い**ですが，膵液漏などでは術後何日も経ってから起こる場合もあります．
- **生命に直結する術後合併症**のひとつです．

観察項目

❶バイタルサイン（血圧，脈拍など）

- 見た目に明らかな出血がなくても，多量の出血があるかどうかは，バイタルサインで予測することができます．
- 多量に出血すると，**心拍数の上昇と血圧低下**がみられます．
- 術直後の**心電図波形に明らかな変化**が見られたら，出血が原因のこともあります．

たとえば，術前には見られなかった
発作性上室性頻拍（PSVT）や
心房細動（AF）には注意が必要ね！

術前の情報収集で，心疾患の有無や術前の心電図
波形を知っておくことも大切になってきますね〜

❷眼瞼結膜の色

- 出血の徴候は，粘膜の色が白色になることでも予測できます．
- 一番見やすい粘膜の色は眼瞼結膜（まぶたの裏）です．

出血とバイタルサインの異常の関係は？

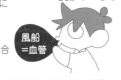

正常なとき

ナスさんが風船に
吹き込む空気
＝血液

心臓＝ナスさん

**風船
＝血管**

風船の膨らみ具合
＝血圧

ナスさんが風船に空気を吹き込む回数
＝心拍数

多量に出血したとき

風船の空気が抜ける
＝血液量減少

風船がしぼむ
＝血圧低下

**ナスさんが空気を吹き込む回数が増える
＝心拍数上昇**

　血管が傷ついて出血があるということは，血管内のボリューム（血液量）が少なくなるということですね．血管内の血液が少なくなることで血圧が下がり，さらに少なくなった血液量を補うために，心臓は一生懸命血液を送り出します．

多量に出血すると，血圧低下や心拍数上昇が起こる！

❸ドレーンからの出血

- **ドレーン排液が血性**となります．
- 術後出血の場合，通常の排液では考えられないくらい多量にドレーンから出血するので，術直後は**ドレーン排液の量とともに，血圧や意識状態も頻回に観察**を行いましょう．

出血するとドレーンの排液は，こんな感じで
透明感のない真っ赤な色になるよ！
管内やバッグ内にコアグラ（血塊）が
みられたら出血を疑おう！
逆に，管内やバッグ内の排液が分離している場合は
大丈夫なことが多いよ．

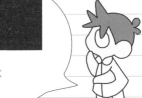

対応

- 出血を発見した，または疑わしい場合には，すぐに医師に報告！
- 輸液の追加，輸血，ときには再手術となることもあります．

無気肺

無気肺とは?

- 痰や異物などで**気管支または肺が閉塞・狭窄**して,その先に空気が入らなくなることで,**肺が押しつぶされたような状態**になることです.
- 術中に長時間同じ体位をとることで,痰や分泌物が気管支内に貯留し,閉塞・狭窄をきたすことが原因のひとつです.
- 術中の挿管も刺激となり,分泌物を増加させるリスクの一つです.
- 特に喫煙歴がある患者さんの場合,分泌物が多くなったり,肺機能自体が低下していることが多く,無気肺のリスクが高まります.
- **術後3日以内**に発症することが多いとされています.

> 術前の喫煙歴の有無は重要なチェック項目!
> 術前から呼吸リハビリや禁煙を行い,手術に備えることもあります.

観察項目

❶呼吸状態など

- 呼吸状態の悪化や酸素飽和度（SpO_2）の低下,呼吸音,喀痰の増加,胸部X線画像で発見できます.
- 術前・術直後の胸部X線画像とその後に撮った画像を細かく見比べることでも発見できますが,とにかく**毎日肺の音を聞くこと**で,無気肺の早期発見につなげましょう!

> 具体的にどんな音に注意したらいいですか?

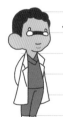

> 肺雑音とは違って,
> とにかく「**空気が入っているか**」が重要になってくるよ.
> 無気肺になると,狭窄した先の肺音は聴取できなくなるんだ.
> だから「**左右で同じくらい空気が入っている音が聞こえるか**」
> 「**下葉までしっかり空気が入っているか**」を
> 耳をすませてよーく観察しよう!

対応

- 予防のためにはとにかく**離床**!
- 痛みが強くて痰を喀出するための咳嗽が難しかったり，もともとのADLが低い患者さんの場合は，**喀痰を吸引**することで気管支閉塞の予防につなげることができます．
- もし，無気肺を疑ったら医師に報告です．
- 診断後は医師の指示のもと，酸素投与や呼吸援助，体位ドレナージなどを行います．

呼吸と離床の関係は?

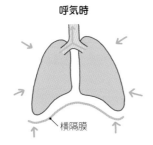

呼気時

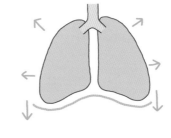

吸気時

横隔膜

呼気時は横隔膜が引き上げられ，胸部がしぼみ肺から空気が吐き出される

肺は自分の力で広がることができません．横隔膜を引き下げることで胸腔が広がって圧力が下がり，下に向かって大きく広がる（息を吸う）ことができるのです．そして，地球には重力があるので，臥床した状態と離床して体を起こした状態では，体を起こしたほうが横隔膜が下に広がりやすく，空気も肺の下まで入りやすくなります．

だから **離床は無気肺予防に超重要!**

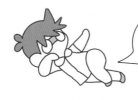

離床は痛みがあるが百利あり!
くわしくは，p.26を
チェックしてね!

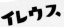

イレウスとは？

- 腸がなんらかの原因によって**蠕動運動を阻害された**状態です．
- 開腹手術後に**腸が麻痺する**ことで起こります．
- **術後3〜5日**に起こりやすいです．
- 多くの場合は数日で軽快します．

観察項目

❶腹部の症状

- **腹壁の状態**（腹部膨満など），**排便・排ガスや悪心・嘔吐，生理的でない腹痛の有無**をチェックしましょう．
- 通常，絶飲食下でも2〜3日で排ガスがみられますが，それ以降にも排ガスがない場合はイレウスの可能性を考え，観察を継続しましょう．

❷腸蠕動音

- 腸蠕動音は毎日観察！
- **腸蠕動音の亢進**（普段よりよく動いている），**腸蠕動音の消失**（数分腸蠕動音が聞こえない）はイレウスを起こしている可能性があります．
- **金属音**とよばれる音が聞こえたら要注意のサインです．

「金属音」を言葉で表現するのって結構難しいんだけど…
たとえるなら，「か〜ん」って
水の中で金属をぶつけ合うような高い音かな〜

❸腹部X線画像

- 腹部X線画像で**ニボー像**と呼ばれる特徴的な像が見られます．
- これは重力によって腸管内で腸液は下に，ガスは上に溜まることで，水平の液面像を形成することでみられる所見です．
- 臥位でしか撮影できないときにはニボー像は見えませんが，ケルクリングひだがよく見えます．

レントゲンではガスは黒く描写される

水平になるのがニボー像の特徴

ガス（気体）

水分

腸液等の液体は下に，ガスは上に分離することで，ガスの下面に水平の像が描写される

注目!!!

術後の腹部膨満

　術後は術中の腸管への刺激による腸蠕動の低下や麻酔の影響などにより，術直後～4日目ごろまで高い確率で腹部膨満がみられます．この間は腸音も微弱で，排ガスもほとんどありません．また，腹痛や軽度の悪心を訴えられることもあります．術後4日目ごろを過ぎると腸蠕動が徐々に回復し，排ガス・排便があることで腹部膨満は解消します．

よく漫画やドラマで「おならが出たら治った証拠」と聞きますが，きちんと根拠があるものだったんですね！

　また，吻合部に浮腫が出現することもあります．吻合部の浮腫は術後4日目ごろにピークに達し，2週間程度で解消するといわれています．吻合部に浮腫が残存する場合は，浮腫による通過障害をきたすこともあり，これが原因で腹部膨満が持続することもあります．

　腹部膨満に関しては，イレウスや腸閉塞でないことが確認できれば，経過を観察しながら腹部を温めるなどして腸蠕動をゆっくりと促すようにしましょう．また，疼痛コントロールを行いながら離床を促すのも非常に効果的です．

ここでも離床が大活躍！

対応

- 麻痺性イレウスの予防には，とにかく**離床**！　離床して体を動かすことは腸蠕動を促すことにもつながります．
- イレウスになってしまったら，まずは**絶飲食と補液**が必要です．
- 経口摂取が開始されている場合でも，イレウスを疑う所見があったらいったん食事を止めて，まずは医師に報告しましょう．

そもそも，なんで術後にイレウスになってしまうんでしょう…

腸に刺激を与えるから，だね．
麻酔などの影響もあるけど，触ったり，機械を入れたりすること自体が予期しない腸管神経への刺激となることがあるよ．

排便・排ガスや食事摂取量の観察など
看護師の観察眼が光る合併症だね！
患者さんへの食事指導や離床励行も
看護師の腕の見せどころだよ！

腸閉塞とイレウスは別物?!

日本では,「腸閉塞＝イレウス」と考えられていることが多いです.確かに,腸閉塞とイレウスは同じような状態ではありますが,実は原因がまったく違うものを指すのです.

腸閉塞＝イレウスだと思ってました…

腸閉塞（bowel obstruction／intestinal obstruction）
なんらかの原因で物理的に腸が閉塞している（道路なら「通行止め」）
イレウス（ileus）
実際には閉塞していないが,腸の動きが悪くてまるで詰まったようになっている（道路なら「道は通れるのにひどい渋滞で車がほとんど動かない」）

しかし,書籍などを見ても両者が明確に区別されていないことも多いですし,単純性／複雑性／閉塞性／機械的／機能的／絞扼性／癒着性／麻痺性／痙攣性…などたくさんの接頭語がつくので,さらに混乱に拍車がかかります.

これらの接頭語と腸閉塞／イレウスを組み合わせると,膨大な種類の用語が飛び交っていることになるね.
上の定義で考えると,あり得ない組み合わせもあるけど…
でも,実際に現場で使われている言葉に目くじら立ててもしょうがないからね.
きちんと原因と状態を見極めることがまずは大事だよ.

腸閉塞／イレウスを考えるときに必要なのは，以下の2つの条件だけです．

- **物理的に腸が詰まっている／いない（腸の動きが悪いだけ）**
- **腸の血の巡りが悪くなっている／いない**

これだと2×2＝4通りだと思われるかもしれませんが，物理的に詰まっていないのに血の巡りが悪いということはほぼほぼないので，実際には以下の3通りです．

①物理的に詰まっている＋血の巡りは悪くない

術後晩期の癒着性腸閉塞は①にあたります．その他に，癌や食餌，腸重積によるものもあります．

②物理的に詰まっている＋血の巡りが悪い

緊急手術になるため，②かどうかの判別は非常に重要です．

①と②については，p.104〜105でくわしく解説するよ！

③物理的に詰まっていない＋血の巡りは悪くない

術後早期の麻痺性イレウス（p.36）は③にあたります．腸炎で腸がへたっていたり，手術でいじられて腸がびっくりしたことなどが原因です．

ちなみに，この①〜③をあえてよく使われる用語にあてはめて分類すると，
- **機械的→①＋②**
- **単純性→①**
- **複雑性＝絞扼性→②，**
- **麻痺性＝痙攣性→③**

となるよ．
ちなみに，癒着性は①のなかで特に原因が癒着と特定（想定）されているものを指すよ！

深部静脈血栓症（DVT）

深部静脈血栓症とは？

- 同じ体位をとり続けることで，**下肢などの深い部分にある静脈（深部静脈）に血栓が形成された状態**です．
- **腹部手術はリスクが高いです．**
- 形成された血栓が血流に乗って肺や脳に飛んで詰まらせることで，**肺塞栓症（PE）といったさらに重篤な合併症を引き起こすおそれ**があります．
- 肥満も大きなリスク要因です．

観察項目

❶下肢浮腫の左右差
- **変色**や**腫れ**，**浮腫**がないかを確認します．

❷疼痛の有無
- 強い痛みを訴える場合もあります．

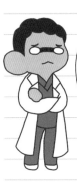

第二の心臓って呼ばれるくらい足っていうのはえらいんだよ．
一番心臓から離れていて，しかも下から上に向かって血液を押し上げなきゃいけない．この押し上げるポンプの役割を果たしているのが足の筋肉だね．

確かに…
そう考えると，すごい力で血液を押し上げているんですね！

健常な人でも，
エコノミークラス症候群に
なりますもんね．

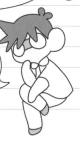

肺塞栓症（PE）

　肺塞栓症の全体像としての特徴は，「ヤバそうなのに異常所見がない」ことです．患者さんから「息苦しい」「胸が痛い」などの訴えがあって，みるからに「ヤバそう」なのに，心電図も呼吸音も正常，胸部X線画像もみた感じ正常（専門の医師がみるとわかるサインはあります），酸素化も正常…そんな患者さんにDVTの兆候があれば，ほぼ肺塞栓を起こしています．なお，肺塞栓症は心エコーを行うことで，すぐに診断できます．

対応

- 術中〜術後にフットポンプ，術後に弾性ストッキングを装着し，血栓ができるのを予防しますが，**血栓ができてしまったら，フットポンプや離床は禁忌**になります．
- 血栓ができてしまった場合は，すぐに**血栓溶解薬の投与**を開始します．

血栓が
できる前：フットポンプ，離床→ OK!
できた後：フットポンプ，離床→ NG!

血栓ができる前と後では
対応が真逆になるわよ!!
間違えると本当に大変なことに
なるから，気をつけて!!

なぜ，血栓ができたらフットポンプを使ってはいけないの？

　下肢の静脈閉塞はもちろん重要な合併症です．しかし，左のページで説明したようにできた血栓が脳や心臓などの重要臓器に飛ぶことは，生命活動の維持に直結します．深部静脈血栓ができた状態でフットポンプを使用してしまうと，血栓を静脈から剥離させ，血流に乗せる手助けになってしまうのです．

だから　**一度できたら予防策は禁忌!!**

こまめな観察が必要に
なりそうですね…

そうだね!
術後は創部やドレーンに気をとられがちだけど，
下肢の観察もしっかり行ってね!

創部感染

創部感染とは?

- 皮膚を縫合している創部に感染が起こっている状態です.
- **術後2〜3日以降**に起こり,5〜7日がピークです.
- 時に創が離開してしまうこともあります.

> すぐに生命に直結することは少ない合併症だけど,
> 見える部分の異常なので患者さんが
> 不安を強く感じることも…

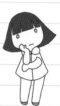

観察項目

❶創の状態

- 創部を保護しているガーゼや創部に貼付しているドレッシング材(カラヤヘッシブなど)を剥離し,創部の観察を行いましょう.
- 排膿がみられたり,**創部の腫脹や発赤,熱感**があれば創部感染を疑いましょう.
- **生理的でない疼痛**がある場合も創部感染を疑い,発熱などの感染徴候に注意します.

正常な創部と異常な創部

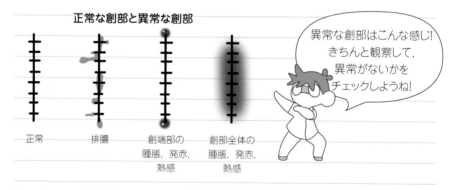

| 正常 | 排膿 | 創端部の腫脹,発赤,熱感 | 創部全体の腫脹,発赤,熱感 |

> 異常な創部はこんな感じ!
> きちんと観察して,
> 異常がないかを
> チェックしようね!

対応

- 感染と判断されれば医師に報告し,基本的には創部を開放(縫合をとって創部を開く)し,洗浄を行います.
- ペンローズドレーンを留置し,膿のドレナージ経路を確保することもあります.

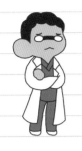

創部に感染徴候があるときには，まずは感染源を取り除いてあげることが重要．
感染とはその人が外敵と戦っている状況．今まさに戦場，という場で復興作業は進まないでしょ？
まずは感染という争いを鎮静化してから，創傷治癒という復興作業を行うイメージだね．

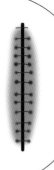

感染が落ち着くまでは毎日洗浄して，創部を清潔に保つことが基本！
感染が残った状態で安易に湿潤療法を行うと危険です．

必要に応じて
デブリードマン（壊死組織の除去）や局所陰圧閉鎖療法などを行います．
特にWOCナースには気軽に相談してくださいね！

創傷治療に関しては，WOCナースや形成外科の協力が必要です！

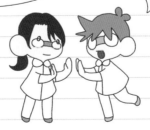

COLUMN

術後の創傷治癒過程

> ちょっとここで，術後の創傷治癒について
> 説明しますね♪

　創傷は，一般的に止血期→炎症期→増殖期（血管新生）→再構成期（上皮化）を経て治癒に向かいますが，手術創の場合は，止血（止血期）や汚染の洗浄（炎症期）は手術のときに人的にすまされているので，増殖期から始まるイメージです．

　血管新生とは，ダメージを受けた創傷部位に，新しい血管が生成されることです．血管は低酸素状態で新生が促進されます．そこで，ドレッシング材などを用いる閉鎖療法も創部局所に低酸素状態を作り出すことで，血管新生を促進させるという考え方に基づいています．

　さらに離床を進めて全身の血流がよくなることは，創治癒にも有利です．

一般的な創傷治癒過程

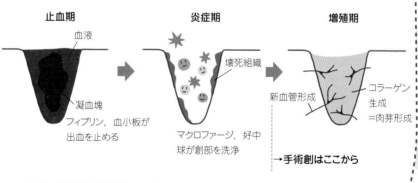

※本当の術後創は閉鎖創ですが，ここではわかりやすいように開放創の図で説明しています．

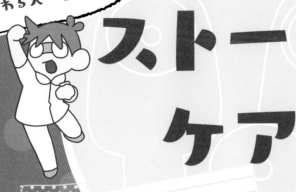

ストーマは患者さんの人生の一部！ナースの力が患者さんの人生にかかわる大一番です！

ストーマケア

ざっくりまとめ

ストーマケアのポイント

ストーマケアは**コロストミー**と**イレオストミー**に分かれる

①ストーマの基礎知識
- 造設する場所によって，コロストミーと，閉鎖しない永久ストーマがある
- 後に閉鎖する一時的ストーマと，閉鎖しない永久ストーマがある
- 単孔式と双孔式がある

②ストーマケアの基本はやさしく，ていねいに！
- ストーマケアの基本はやさしく，ていねいに！
- 観察項目は色，つや，形，スキントラブルの有無，便の性状，漏れ
- まずはトラブルを起こさないようにケアをする！

③術前オリエンテーション
- まずはストーマについて知ってもらい，生活の変化やケアの方法を説明する
- 退院後を想定しながら，患者さんの状況を確認する

④ストーマサイトマーキング
- ストーマは患者さんの人生に密接にかかわるもの！
- ストーマは患者さんの人生に密接にかかわるもの！

だから **看護師が情報収集を行いながらマーキングをする！**
- 術中は何が起こるかわからない！

だから **左右上下4点にマーキングを行うのが理想！**

⑤ストーマ装具の選択
- ストーマ装具は患者さんにとっての「防御服」！
- ストーマ装具は患者さんが安心して日常生活を送れるような装具を選択！

だから **患者さんが安心して日常生活を送れるような装具を選択！**
- 装具の種類はさまざま，困ったときに便利なアクセサリーもいろいろ！

⑥術後指導
- 見る→触る→洗ってみると段階を重ね，家族にもケアに参加してもらう
- 災害時に備えて，ストーマケア装具一式をそろえた袋などを用意してもらう

ストーマの基礎知識

ストーマとは?

　ストーマは「人工肛門」とも呼ばれ，腹壁に腸管を露出しそこから排便ができるように**するものです**．便ではなく，尿が出るようにしたウロストミーには，回腸導管や尿管皮膚瘻などもあります．

　ストーマには，肛門と違って括約筋がないので，消化・吸収が終わった食物が流れてくると腸管から便として自然に排出されます．そのため，パウチと呼ばれる**ストーマ装具**を装着します．

ストーマの種類

　ストーマ種類には，いくつかの分類のしかたがあります．

❶どこにつくる?

　腸管に造設するストーマは，大きく**コロストミー**と**イレオストミー**に分けられます（ウロストミーに関しては今回はお休み）．ごくまれにセコストミー（盲腸単孔式）もあります．

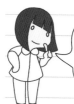

コロ＝大腸＝colon
イレオ＝回腸＝ileum
この2つで何が違うか
想像できる?

回腸（小腸）では食物の栄養を吸収して，大腸では水分調整をして便をつくるので……
ストーマから出てくる便の性状が違います!

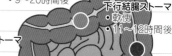

横行結腸ストーマ
・泥状〜軟便
・9〜20時間後

下行結腸ストーマ
・軟便
・11〜12時間後

上行結腸ストーマ
・泥状便
・300〜400mL/日
・6〜18時間後

回腸ストーマ
・水様便
・800〜1,000mL/日
・3〜5時間後

S状結腸ストーマ
・有形便
・100〜200g
・12〜24時間後

肛門
・硬い糞便
・24〜72時間後

正解!
さらに，コロストミーでも上行結腸，
横行結腸，下行結腸で便の性状が変わるよ．
回腸に近いほど便は軟らかく，直腸に
近いほど硬い便が出てくるね!

※食べたものや個人差もあるので，量はあくまで目安です．

 第1章　術前〜術後まで 多くの患者さんに共通すること●ストーマケア

❷いつまで使う?

　術式によっては，後にストーマを閉鎖し腸管をつなげる手術を行う**一時的ストーマ**と，閉鎖しない**永久ストーマ**に分けられます．

❸穴はいくつ?

　腸管の出口が1つの**単孔式ストーマ**と，2つの**双孔式ストーマ**に分けられます．双孔式ストーマで，さらに，ループ式や二連銃式，完全分離式があります．これらは腸管の切除部位によって選択されます（p.110参照）．

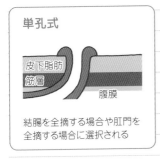

単孔式

皮下脂肪
筋層
腹膜

結腸を全摘する場合や肛門を全摘する場合に選択される

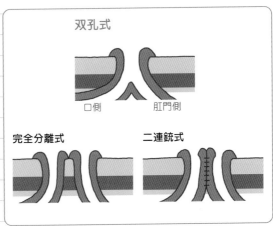

双孔式

口側　　　肛門側

完全分離式　　　二連銃式

ストーマ装具のしくみ

　ストーマ装具は主にお腹に貼りつける面板と，便を溜めるストーマ袋からできています．

面板は基本的に全面皮膚保護剤でできているので，皮膚への負担も少ないです!

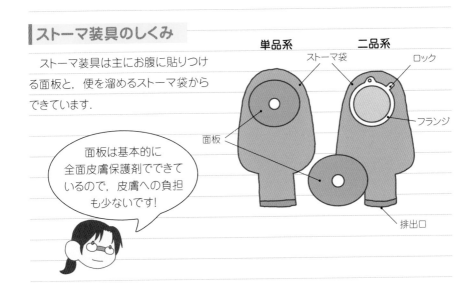

単品系　　　二品系

ストーマ袋　　　ロック

面板　　　フランジ

排出口

ストーマケアの基本

ストーマは**造設後1週間程度，手術による浮腫で赤く腫れています**．この時期は刺激に敏感なので，面板が軟らかい術直後用の装具を装着します．**浮腫がひくのを目安に抜糸を行い，日常の生活のなかで使用する装具に変更していきます．**

なお，軟便や水様便は消化液の成分を含んでいるためアルカリ性で，皮膚に長時間付着すると皮膚があれてスキントラブルの原因となります．

ストーマケアの手順

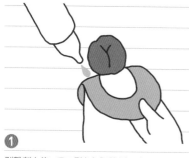

❶
剥離剤を使って口側から肛門側に向かって面板を剥離．無理に剥がそうとせず，剥離剤を使用しながら面板を引っ張らず皮膚を軽く押さえる感じで自然な力で剥離する．なお，剥離剤には液体タイプ，ワイプタイプ，スプレータイプがある

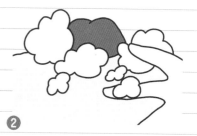

❷
たっぷりの泡を使って洗浄する．ストーマは粘膜なので，あまり一生懸命洗わないでOK．周囲の面板がついていたところやストーマ頸部は指の先でクルクルとなでるように洗う

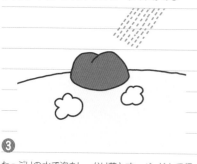

❸
たっぷりの水で泡をしっかり落とす．ベッド上で行う場合は，お腹に袋をつけたりするなどして工夫する．水は遠慮せず，シャワーするくらいのつもりで！拭きとりはこすらず，押さえ拭きしてやさしく水分をとる

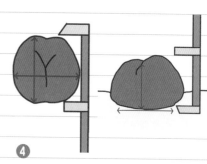

❹
ストーマを測定する．縦横の幅（最大径とストーマ頸部），高さを測定．縦横は一番大きなところ，高さは頸部から排出孔（便の出口）までを測定．この数字は記録しておくこと！双孔式のときは，口側と肛門側を事前に確認しておく

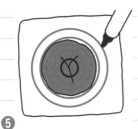 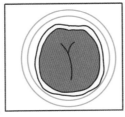 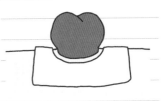

❺ ストーマに透明なフィルムを当て，カットする部分をマーキングする．このとき，ストーマ自体の大きさではなく，頸部の大きさでマーキングする．頸部とカットする部分の幅は1～2mm程度が目安．狭すぎると頸部の狭窄につながり，広すぎると排泄物の付着によるスキントラブルにつながる．マーキングが終わったら，マーキングに沿ってフィルムをカットする

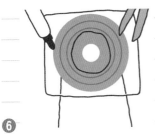 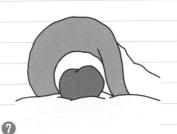

❻ フィルムをひっくりかえして面板に当て，カットした部分を面板にマーキングする．マーキングした部分でカット．カットした切り口は指で馴らしておくと，ストーマ粘膜を傷つけるリスクが減る

❼ 面板の剥離紙を剥がし，今度は肛門側から口側に向かって貼付する．カットした部分は頸部に合わせるようにゆっくりと貼付する．皮膚保護剤は体温でなじむため，貼付が終わったらしばらく手で温め，腹壁に面板がなじむまで待つ

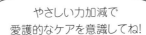

やさしい力加減で
愛護的なケアを意識してね!

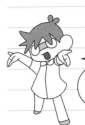

ケアは患者さんや家族でもできるよう，
しっかりと指導を行ってね．
基本はやさしく，ていねいに!

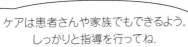

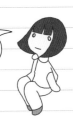

長時間皮膚に付着するものだから，
一度トラブルが起こると対応が大変．
時には装具の変更を検討しなければならなくなることも
あるから，まずはトラブルを起こさないことを目指してね!

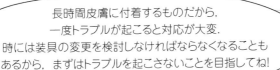

ストーマの観察項目

ストーマケアをするうえで，重要な観察ポイントは以下の4点です．毎日の観察をしっかり行いましょう！

❶色，つや，形

安定したストーマはつやつやとした薄いピンク色です．黒ずんでいたり灰色だったりする場合，腐敗臭がする場合には，ストーマ壊死を疑います．ストーマが壊死して落ちた…なんてことになったら，最悪再手術になる可能性もあります．なお，術直後は赤黒く腫れることがありますが，腸管浮腫による場合も多く，心配ないことが多いです．

❷スキントラブル

ストーマ造設後に最も多いトラブルで，発赤，湿疹，びらんなどがみられます．

面板のカットが大きすぎることによる排泄物の付着など，原因はさまざまです．排泄物だけでなく，汗やストーマ装具そのものよってもスキントラブルが起こります．

スキントラブルを見つけたら，生活スタイルや装具のつけ心地など，患者さんに情報収集を行い，原因を究明しましょう！

❸便の性状

患者さん自身が一番把握しやすい項目です．便の性状が突然変わると装具が合わなくなって，漏れることもあり，注意が必要です．

食事内容で大きく変わるので，患者さんに食事内容や生活スタイルについて情報収集を行い，うまく排便コントロールができるように食事指導などを行います．

❹漏れ

スキントラブルの原因にもなりますが，患者さんの生活に大きな影響をもたらすのが一番の問題です．いつ漏れるか不安で外出を控えてしまう患者さんもいます．

原因のほとんどは装具が合っていないことですが，便の性状が突然変化したことによる可能性もあります．

便の性状が緩すぎるときには？

便の性状が緩すぎて管理に困っているときには薬を使ってコントロールすることがあります．なので，困ったときにはこれらの薬が処方可能か医師に問い合わせをしてみましょう．

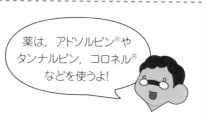

薬は，アドソルビン®やタンナルビン，コロネル®などを使うよ！

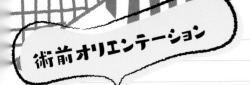

術前オリエンテーションの重要性

　ストーマはまだまだ一般的な認知度が低く，「人工肛門」と聞いて，"元の肛門に機械のようなものをつける"といった勘違いをしている方もいるほどです．なので，**ストーマがどのようなものなのか，その結果，生活がどのように変わるのか**といったことを理解してもらえるまでしっかりと説明し，患者さん本人だけでなくご家族にも理解が得られるよう，造設前から働きかけていく必要があります．

術前オリエンテーションのポイント

　まずは，**ストーマの実際を知ってもらうところから始めましょう**．実際の装具やストーマの模擬品を使用することで，イメージがしやすくなります．イメージができたところで，どのようなケアを行っていくのかについて説明をして，さらに理解を深めます．

　理解・納得を得られたら，実際のケアを誰が行っていくのか，どの程度の金額がかけられるか（それによって選択できる装具も変わります），いざ本人が動けなくなったときに援助できる人はいるか…など，**退院した後のことを想定しながら，詳細を確認していきましょう**．

確認したいポイント

ADLや認知機能

- 誰が装具の交換を行うか？（患者さん自身かご家族か）

経済的な状況

- どの程度の金額の装具を使用できるか？
　（基本的に単品系装具より二品系装具のほうが金額が高くなることが多い）
- 社会保障制度（身体障害者手帳や障害年金など）をどの程度利用できるか？
　（自治体によって異なる）

生活の状況

- 運動などをどれくらいするか？　仕事をしているか？　趣味は何か？
　（腹壁にかかる負担）

▋説明の流れ

❶ストーマとは

ストーマは腹壁に腸管を露出して造設するものですが，肛門のような括約筋がないため，便を我慢することができません。なお，腸管粘膜には痛覚がないため，痛みはありません

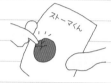

ストーマの模擬品などがあれば実際に触ったり，お腹につけたりしてもらう

❷ストーマ装具とは

そこで，ストーマ装具という専用の袋をお腹につけて生活をします。これはお腹にシールのように貼りつけて，袋で便を受け止めるものです

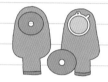

このとき，サンプルの装具（単品系，二品系）があればさらにイメージがつきやすい

❸便破棄の方法

袋に便が溜まったら（1/3〜1/2が目安），トイレで便を破棄します。ガスが溜まって膨らんだら，同様に口を開けてガスを抜きます

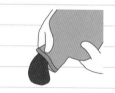

サンプルに触ってもらい，捨て方のイメージトレーニングをする

❹装具の交換

袋の交換間隔は装具によって異なりますが，毎日〜1週間程度までもつものもあります。スキントラブルや装具の劣化による便漏れを防ぐため，交換の間隔は必ず守ってください

交換はシャワーを浴びたときなどに一緒に行うと比較的楽で，ストーマ周囲も清潔に保つことができますよ

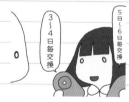

肌が弱い場合は，長期用は不向きであることや，生活スタイルに合わせて装具を選択することができることなども一緒に説明する。また，ベッド上でのケア方法も同時に説明しておく

❺造設後の生活

装具はすべて完全防水なので，つけたままの入浴も可能です

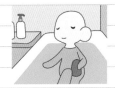

入浴前は便破棄を行い，ストーマ袋内を空にしておくと安心

❻ケアをするときのコツ

装具を自分で貼付するときは，椅子に浅く腰かけるとストーマが確認しやすいため，貼付しやすいです

その他のケア方法はp.48〜49を参考に

くり返しになるけど，
排便は生活と密接にかかわるもの．
排便習慣が変わるということは，生活も変わる（かもしれない）ということだね．
術前からストーマへの理解を得ることで，術後の不安感の軽減にもつながるよ．
ストーマを造設した状態で家に帰ったときを想像しながら，患者さん本人やご家族といろいろとイメージを膨らませていこう．
そして，ストーマをつくることで「できなくなる」ことはないことを伝えて，工夫しながら，これからの生活が楽しいものになるようにお手伝いしていこうね!

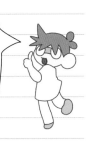

術前オリエンテーションの事例を別冊付録でマンガにしたから参考にしてね!

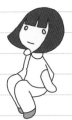

ストーマサイトマーキング

ストーマサイトマーキングの重要性

　ストーマサイトマーキングはストーマとの生活の第一歩です．ストーマを造設する位置を決める「ストーマサイトマーキング」は主に看護師が行いますが，医師や患者さん本人もかかわります．そして，最終決定者は患者さん自身．その意味と重要性をここでしっかり確認しておきましょう．

手術は医師が行うもので，手術部位のマーキングも医師が行いますよね．でもなぜ，ストーマサイトマーキングだけは看護師がするんですか？

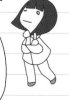

それは「ストーマをつくる」ということが患者さんの生活に，ひいては人生に密接にかかわるから！
ストーマは患者さんの第二の肛門になるものよ．
排便しない人間はいないわよね．
ストーマがどういうものなのか，これからどう生活が変わるのか，そういったこともお話しながら，看護師がストーマを造設する位置を決めていくの．
患者さんの療養生活のお手伝いをするのは看護師の仕事でしょ？

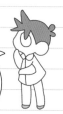

生活スタイルやADLに関する情報収集を行って，それに合わせた装具の選択を行うのも看護師の仕事．
そういう意味では，サイトマーキングのときから，装具選択は始まっているともいえるねぇ…

責任重大じゃないですか…

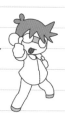

だからストーマケアは深くて面白くてやりがいがあるのだよ！

ストーマサイトマーキングの方法

基本は医師から指示があった場所（左上，右下など）を中心にマーキングを行いますが，術中は何が起こるかわかりません．いざとなって腸の長さが足りなくなり，マーキングがない場所にストーマをつくらなくてはならない事態も想定されます．

そこで，時間や患者さんの体力に余裕があれば，**左右上下4点にマーキングを行うのが理想**です．マーキングは，以下に示す原則に則って行います．

大村の原則

①腹直筋を貫通させる

②あらゆる体位（仰臥位，坐位，立位，前屈位）をとって，しわ，瘢痕，骨突起，臍を避ける

③坐位で患者自身が見ることができる位置

④ストーマ周囲平面の確保ができる位置

（大村裕子：クリーブランドクリニックのストーマサイトマーキングの原則の妥当性．日本ストーマリハビリテーション学会誌，14（2）:33-41,1998より許諾を得て転載）

サイトマーキングの手順

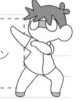

必要物品
- マーキングディスク ・水性ペン ・油性ペン
- 定規 ・カメラ ・タオル

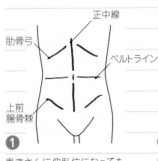
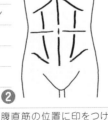

正中線

肋骨弓

ベルトライン

上前腸骨棘

❶ 患者さんに仰臥位になってもらい，臍を中心とした正中線，ベルトライン，左右肋骨弓，左右上前腸骨棘に水性ペンで印をつける．しわ，瘢痕の位置を確認する

❷ 腹直筋の位置に印をつける．つま先を立てて，つま先が見えるよう頭だけを起こしてもらうと腹壁に腹直筋が触れるので，そこに印をつける

❸ マーキングは基本的にこの腹直筋の直上に行う．このとき，マーキングディスクがマーキング内に収まらなくても大丈夫．面板が貼れる平面を確保できる場所に水性ペンで仮印をつける

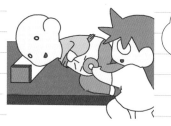

④は患者さんの
ADLにあわせて
行ってください！

④

いろいろな姿勢（立位や坐位，ADLが高い人は前屈やひね
り）をとってもらい，マーキングディスクを置きながら微調整
をくり返す．このとき，マーキングを行った部分が患者さん
本人に視認できるか指差しして確認してもらう

自分でストーマケアをする
人なら，ストーマが見えな
いと格段にケアがしづらく
なっちゃうし，トラブルも
見つけづらくなるからね〜

チェックポイント

☑ 坐位でマークをした場所が
しわなどで隠れてしまうこ
とはないか

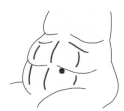

☑ 立位で腹壁が大きく突出し
たり，垂れ下がったりして
しまうことはないか

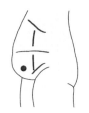

☑ 普段よくとっている姿勢を
とってもらい，マーキング
部が隠れたりしないか

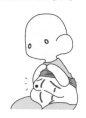

---

⑤

ディスクが収まる場所が見つかったら
油性ペンで印をつけ，水性ペンでつ
けたマーキングは消す．マーキング
部の臍，ベルトライン，正中線，肋
骨弓，上前腸骨棘からの距離を測定し，
記録しておく．また，カメラで腹壁全
体を撮影する

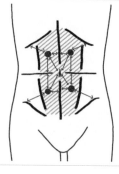

あとは手術が
うまくいくよう
祈るのみ！

※測定位置は施設によっ
て異なることがあります．

❹のときには，どの程度の運動を日常のなかでしているか，どんな仕事をしているか…などの情報収集も行いましょう．

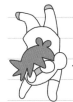

たとえば掃除ひとつとっても，
「掃除機をかけるだけの人」と「床を全部雑巾がけする人」では，
お腹の動き方も汗のかき方も違うよね〜

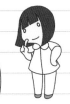

極端な例だと，「一日中こたつに座っていて，
動くのはトイレに行くときくらいの80歳代女性」と，
「毎日10kmランニングする30歳代男性」では全然違うわよね．
私たちの目標は，「**ストーマを造設しても
術前と変わらない生活を送れること**」！
だからこそ，普段の生活の情報収集が
とっても大切なのよ！

　現場でストーマサイトマーキングを行う人の状態はさまざまです．たとえば，腸管穿孔を起こして腹膜炎を併発していたり，強い疼痛やショック状態で坐位や立位での腹壁状態が確認できなかったり，あるいは腹部膨満が強くて腹直筋が確認できないこともままあります．そのようなときでも，お腹をよく見ることで円背が予測できたり，しわの入る位置も予想できます．臥位のまま下肢を屈曲させるのも緊急時には有効！
　また，どのような状況でも，必ず可能な範囲で生活について情報収集を行い，術後トラブルの防止につなげていきましょう！

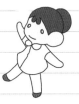

すっごく大変なんです！
先生！　よろしくお願いします！

ストーマサイトマーキングの注意点

> マーキングする位置，
> 人によっては場所がすごく限局されそう…
> なぜ，こんなに狭いんですか？

> 筋肉で固定をしておく
> ことで，ヘルニアの状態
> にならないようにする
> 必要があるんだよね～

　ストーマは，基本的に腹直筋を貫くように造設します．腹腔内圧は大気圧より高いため，もし腹壁に穴があったり弱いところがあると，内臓がそこから外に出てこようとしてきます．ストーマはどうしたって腹壁に穴を開けなければなりませんが，そのような弱いところに穴を開けると，脇から腸管が腹圧で押されるように脱出してきてしまいます．これを「**ストーマ傍ヘルニア**」といいます．ストーマ傍ヘルニアになると，ストーマ周囲が腸管で突出したりしてしまい，ストーマ管理が難しくなりますし，もちろん見ため的によくないですよね．そこで，なるべく強い所に穴を開けるため，腹直筋を貫くように造設するのです．

　また，「**肋骨弓や上前腸骨棘にディスクが乗らないように**」というのは，**硬い骨で面板を浮かせてしまうことがある**ためです．骨に当たるようなところにストーマが造設されることはまずありませんが，体の小さい患者さんだと装具によっては面板が当たったりする可能性はあります．また，高齢の患者さんだと坐位で肋骨弓が落ちてきたり，腸骨が浮いたりすることがあります．

　さらに，**臍や手術瘢痕にも注意しましょう！**　臍は陥没しているので，あまりにストーマが近いと**陥没した部分から便が漏れる原因**になります．また，基本的に手術のときには**臍を避けるように切開するため，術創が近くなる**リスクが高くなります．術創も皮膚の陥没や隆起の原因になるため，装具がかぶらないようにしましょう．

> 術創には，なるべく粘着力の強い装具を
> かぶせたくないので，腹直筋があるから，
> と安易に臍近くにマーキングするのは
> 避けたいところよね～

ストーマ装具の選択

ストーマ装具の選択の考え方

　術後，ストーマの浮腫が落ち着いたら社会復帰用装具に変更していきましょう．

　ストーマ装具は，ストーマという相棒と患者さんが一緒に暮らしていくなかで絶対に欠かせない「**防御服**」！ **便の性状，腹壁の状態，ADL，誰が交換するのか，経済的な状況**に至るまで「退院した後の生活」を患者さんと一緒に想像しながら，その人の個性にあわせたものをしっかりと選択していきましょう！

ストーマがあっても患者さんが安心して普段どおりに近い生活を送れるよう，その方にあった装具を選んであげましょう！

装具選択のポイント

　ストーマ周囲にしわができるとそこから便が伝い，漏れにつながります．「しわ」とひと口にいっても，腹壁の状態が変わるような深いしわから細かく入る小さいしわまでさまざま．まずは，「**ストーマ周囲の凸凹をどう補正するか**」が装具を選択するうえで大切なポイントになります．

　それから，「**スキントラブルを起こさないか**」「**患者さん本人あるいはご家族が装着を行えるか**」「**経済的に負担にならないか**」など，さまざまな角度から患者さんの生活をみすえて，装具を検討しましょう．

❶イレオストミー用 or コロストミー用？

　どこにストーマを造設するかを知ることで，便の性状はある程度予想できます（p.46）．**イレオストミーとコロストミーの便の性状の違いは，要は便中の水分量の違い**．イレオストミーなら水様〜泥状のいわゆる下痢状の便が出てきます．コロストミーなら軟便〜有形便が出てきますが，上行結腸からは泥状に近い軟便が出て，下行結腸に向けて硬い便になります．

　装具にもイレオストミー用，コロストミー用がありますが，実際は使用した後の装具の膨潤（水分を含んで膨らんで崩れる）や溶解（水分で溶けて崩れる）の度合を観察しながら判断しましょう．目安は**ストーマ周囲の膨潤・溶解が1cm以内**であること！ 装具の交換日までの間，膨潤・溶解が1cm以内に収まるものを検討しましょうね．

❷平面装具 or 凸面装具？

　硬い腹壁には腹壁に沿えるよう軟らかい装具，軟らかい腹壁には腹壁で埋もれてしまうストーマを固定してストーマ周囲のしわの補正もできるような硬い装具を選ぶのが基本です．しかし，ここは基本だけ頭に入れておいて，患者さんの腹壁に合った装具を選択しましょう．平面装具は腹壁に沿えるような軟らかいものがほとんどです．凸面装具は中央がストーマを固定するように出っ張っており，そのぶんある程度の硬さもあります．ただし，最近では「軟らかい凸面装具」もあってとても便利です．

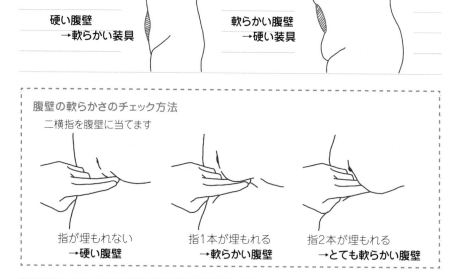

硬い腹壁
→軟らかい装具

軟らかい腹壁
→硬い装具

腹壁の軟らかさのチェック方法
二横指を腹壁に当てます

指が埋もれない
→硬い腹壁

指1本が埋もれる
→軟らかい腹壁

指2本が埋もれる
→とても軟らかい腹壁

❸単品系 or 二品系？

　ストーマ装具には，ストーマ袋と面板が一体化した単品系（ワンピース）と，分離している二品系（ツーピース）があります．

単品系のメリット	単品系のデメリット
• 一体型なので，装着後のかさばりが少ない • 二品系に比べて軟らかいものが多い • 面板からストーマ袋がはずれる心配がない • 二品系に比べて安価	• ストーマ袋のみを交換したいときでも面板ごとはずす必要がある • ストーマ袋の上からストーマを確認しながら装着する必要があり，ストーマの位置を確認しづらい • 硬めの面板でも二品系に比べると固定力は劣る

<table>
<tr><td>

二品系のメリット

- ストーマ袋と面板が分離しているので，必要に応じてストーマ袋のみの交換が可能
- 目的に応じてストーマ袋の種類を変えることができる（活動時には目立たないよう小さいストーマ袋，就寝時は大きいストーマ袋，入浴時使用できる蓋などもある）
- ストーマ袋を固定するフランジがあるため，腹壁を固定できるものもある

</td><td>

二品系のデメリット

- フランジ部分からストーマ袋がはずれる心配がある
- フランジにストーマ袋を装着する必要があるため，ある程度の器用さや手指の巧緻性が必要
- 単品系に比べて高価

</td></tr>
</table>

❹フリーカット or プレカット or 自在孔?

　ストーマケアの基本は「はがして洗って切って貼る」ですが，ストーマ自体の大きさが安定すれば，プレカット（すでに面板がカットされているもの）を選択することで，切るという手順を省くことができます．もっとも，プレカット製品のないものもあるので，具体的な選択のポイントとしては，「今後もプレカット製品を使用し続けることができそうか」という視点から，プレカットのある製品／ない製品を選択することもできます．

　また，はさみを使えない患者さんには，面板の中央が軟らかく指で広げることができる自在孔という商品もあります．

<table>
<tr><td>

プレカットのメリット

- はさみでカットする必要がない（一体型では，カット時にストーマ袋にはさみで傷をつけるリスクを避けられる）

</td><td>

プレカットのデメリット

- 楕円形のストーマには使用が難しいこともある
- ストーマの大きさが変わるようなトラブルがあったときに対処しづらい

</td></tr>
<tr><td>

自在孔のメリット

- はさみが使えない人，不器用で切るのが不安という人でも安心して使える
- 面板自体は軟らかいものが多いが，押し広げることで厚みがでるため，ある程度ストーマ頸部の固定ができる

</td><td>

自在孔のデメリット

- 商品自体が少ない
- やや高価

</td></tr>
</table>

❺全面皮膚保護剤 or テープ付き?

　これまで紹介したストーマ装具は基本的に面板の全面が皮膚の保護剤でできていますが，なかにはストーマ周囲のみが皮膚保護剤でできていて，外縁はテープでできているものもあります．テープ部分は薄いため，皮膚保護剤では弾いてしまうような腹壁にも密着します．

テープ付きのメリット	テープ付きのデメリット
・装具を装着できるスペースが狭い場合などに使用できる ・皮膚保護剤よりしっかりと固定ができる ・皮膚が強く活動量が多い人にも向いている ・傍ヘルニアなどの変化にも対応しやすい	・テープを長時間皮膚に密着させることになるので，皮膚が弱い人には向かない

▌ストーマケアアクセサリーについて

　ストーマケアアクセサリーとは，装具を装着する際に面板だけでは補正しきれない腹壁のしわを補正したり，皮膚を保護したりなど，ストーマと生活するうえでの「あれば便利」をかなえてくれるものの総称みたいなものです．

❶皮膚保護剤

　皮膚を保護したり，漏れを防いだりするものです．いくつかタイプがあり，それぞれの特徴は右のページのとおりです．

個人的にはあまりこれらの力を借りないように頑張りたい…

 どれも超便利そうじゃないですか！どうしてですか？

ストーマケアは生活とともにあるケアだから，基本はシンプルなのが一番だと考えているんだよね．アクセサリーを使用するということは，それだけ経済的な負担にもなるし……．でも，どれも使えば本当に便利だし，すごく高性能なんだよ！なので，これらは「困ったときに頼れるあいつら」と思ってるよ

	リングタイプ，スティックタイプ	ペーストタイプ	パウダー
特徴	• 軟らかい粘土のような素材でできており，手でちぎって好きな形に変えることができる • 製品によって多少の違いはあるが，やや硬め • 面板と同じように体温で皮膚に密着する • リングタイプは大きさや厚さに種類があり，なかにはちぎらず面板にそのまま貼付し，凸面装具のような使い方ができるものもある	• 腹壁の補正，皮膚の保護等，リング・スティックタイプと同じ場面で使用するが，腹壁の固定はできない • リング・スティックタイプと違い，そのまま腹壁に追従するためシンプルな手順で使用可能 • アルコールを含む製品もあり，アルコールアレルギーの患者さんでは注意 • アルコールを含む製品のほうが水分に対しては強い	• 水分を吸収してゲル化し，周囲の皮膚を保護することで，炎症を防ぎ，改善する効果がある
こんなときに使いたい	• 面板だけでは腹壁を補正できないとき（ストーマ周囲に大きな凹みがある等） • プレカット製品の使用時等，ストーマと面板の孔があっていないとき • 平面装具使用時等，もう一押し固定がしたいとき	• 面板だけでは腹壁を補正できないとき（ストーマ周囲に小さな凹みがある等） • プレカット製品の使用時等，ストーマと面板の孔があっていないとき • リング・スティックなどを練って形成し，サイズに合わせて貼付するのが困難なとき	• 術直後，粘膜と皮膚の境目，縫合部を排泄物から守る • プレカット製品の使用時等，ストーマと面板の孔があっていないとき • 頸部周囲に便や水分の付着による炎症やびらん等のトラブルがあるとき
使い方	①必要な量を手にとって練ったり広げたりしながら形成する ②ストーマ装具を装着する ③装着後，ストーマ袋の上から手で温めてなじませる	①カットした面板の孔周囲にペーストを必要な分出す（アルコール含有のものは30秒ほど待ってアルコールを揮発させる） ②表面が指に付着しなくなったら装着する ③装着後，ストーマ袋の上から手で温めてなじませる	①目的の場所にパウダーを出し，指で広げて平面にする ②面板を装着する ※つけすぎると面板が貼れなくなる

❷清拭剤

皮膚を清潔に保つものです．基本的に，ストーマは洗浄剤で洗って流せばよいのですが，シャワーが使えない環境などもあります．そのようなときに活躍するアクセサリーです．スプレータイプやワイプタイプがあり，面板の糊や皮膚の汚れをしっかりと落としてくれます．

❸潤滑剤，凝固剤

便の性状はさまざまで，コロストミーから出る普通便はストーマ袋内にくっついて便を出しづらいですが，イレオストミーから出る便は水様に傾きすぎると漏れなどの原因になってしまいます．必要に応じてストーマ袋内に潤滑剤や凝固剤を入れておくことで，こうしたトラブルを防ぐことができます．

〈潤滑剤〉

ストーマ袋内の便の付着を防ぎ，便破棄を容易にするためのものです．液状で，ストーマ装具装着時，便破棄後にストーマ袋の中に入れて使用します．潤滑剤をストーマ袋に注入した後は，ストーマ袋全体に液体を行き渡らせます．なお，潤滑剤は便破棄時に毎回使用しないと効果は続きません．

〈凝固剤〉

軟らかすぎる，あるいは水様に近すぎる便をゲル化し，漏れを防ぐために使用します．凝固剤には液状のものや防虫剤に似た袋状のものがあります．こちらもストーマ装具装着時，あるいは便破棄時にストーマ袋の中に入れて使用します．袋状のものは口をあけずに袋のままストーマ袋の中に入れ，使用後は便と一緒にトイレに流すことができます．こちらも便破棄ごとに使用します．

どちらも消臭効果があるし，便破棄や便の性状で困っている人には導入したい製品ね！

…その他にも，まだまだ，装具を腹壁に固定するベルトや，ストーマ袋に貼って使うガス抜きフィルター，p.61でちょっと紹介した二品系装具の入浴時に使える面板の蓋などいろいろあるけど…

WOCナースに聞いてみるのが近道なんだろうけど，メーカーの担当者さんに「こんなのある〜？」って直接聞いてみるのもありかもね．ストーマ造設が多い病院なら，メーカーの担当者さんと知り合う機会もあるはずだから，仲よくなっておいて損はなし！

患者さんの日常生活の情報収集や
ストーマサイトマーキング，術前・術後指導，
装具選択に日常のケア，それにメーカーの担当者さんと
仲よくなって情報までもらうなんて…
そんなにいろいろできませーん!><

そういわれると
確かにいろいろ
やってるなぁ…

患者さんが社会に復帰してできるだけ術前と
変わらない生活を送るためなんだから，それくらい頑張りなさい!
排便習慣が変わるっていうのは，それくらい大変で大切なことなのよ!
家に帰ってからこそ，病院内だけでストーマをみている私たちが想像
できないような事態に遭遇することがあるんだからね.

そうだよねー
たとえば装具を捨てるときの分別はどうなっているのかとか，
災害時の対応や，深い生活までつっこめば性交渉時は
どうすればいいのかとか…….

そういうときのためにストーマ外来があるから，
病棟でも「なんでも相談できる信頼関係」を構築して
おいてもらうのが，とても大切なのよ〜

頑張ります!

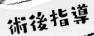

術後指導

術後指導のポイント

術後しばらくしてストーマの様子が落ち着いたら,
そろそろ患者さんやご家族に術後指導を始めよう!

術後指導というと…
やっぱりストーマケアの装具交換が中心になりますか?

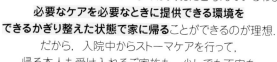

それはもちろんだけど,
まずは患者さん本人・ご家族がストーマを
受け入れることができるっていうのが大切だと考えているわよ.
**必要なケアを必要なときに提供できる環境を
できるかぎり整えた状態で家に帰る**ことができるのが理想.
だから,入院中からストーマケアを行って,
帰る本人も受け入れるご家族も,少しでも不安を
取り除いてあげたいわよね.

❶まずはストーマを見るところから

無理せずゆっくりと受け入れられるよう,ストーマが怖いものではないということを理解してもらいましょう.起き上がれるようになったら,**少しずつストーマを見てもらうことから始めます**.見ることができたら**触る→洗ってみる,と段階を重ねて指導**していきましょう.

患者さん本人によるケアが難しい場合には,ご家族が面会に来るときにストーマケアを行う様子などを見てもらいましょう.

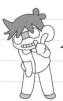

難しい言葉は使わずに
簡単な言葉づかいを心がけてね♪

❷ご家族にもケアに参加してもらう

　最初はベッドの上でのケアから行いますが，この段階で**積極的にご家族にケアに参加**してもらってください．

なぜですか？

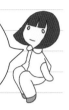

　本人がケアを行う場合でも，本人の具合が悪くて動けなくなったらご家族がケアを行う機会が増えるから．ケアが行えないくらい具合が悪いということは，横になった状態でケアをしなきゃいけない事態も想定できるからね．**「誰でもケアを行えるようにしておく」**ことも退院への準備なのよ．

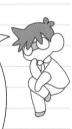

　あと，たとえば，院内では水分の拭きとりなどにガーゼを使うことが多いけど，毎日のケアのためにわざわざ医療用ガーゼを「使わなければいけない」と思ってしまう患者さんやご家族もいるんだよね．でも，医療用のものは経済的な負担になったり，購入できるところが限られるなどの制限もあるよね．拭きとり用のガーゼも，軟らかく吸水性のよいキッチンペーパーなどで代用できるよ．このように，**具体的に代用できるものを提示しつつ，「家にあるもので代用できるよ」とお話をしながらケア指導をしてね．**

❸ケアの方法を指導する

・ドレーンなどが抜けてシャワー浴の許可が出たら，シャワーをしながらのケアの方法を指導しましょう．

シャワーをしながらのケアの流れ
①装具を剥離する
②シャワーを浴びながらストーマ周囲を泡でやさしく洗浄する
③ストーマ周囲の泡をシャワーでしっかり洗い流す
④終わったらガーゼやキッチンペーパー等でやさしく水分を拭きとる
⑤ストーマの下縁に合わせて上に向かってかぶせるように装具を装着する

ケアの手順は
p.48〜49も参照
してね！

❹便破棄の方法を指導する

便は下記の手順で破棄するように指導しましょう．なお，ストーマ袋の排出口（便破棄口）にはいくつか種類があります（巻きあげてマジックテープやクリップ，輪ゴムで留めるものや，イレオストミーの場合はキャップで留めるだけのものなど）．排出口に便が付着していると，においの原因にもなるので，**ていねいに拭きとれるよう援助を行いながら指導してください**．

便破棄の流れ

①トイレに座った状態でストーマ袋の排出口を上に向け，口を開ける．

②足の間に口を落とし，便を払う．便が出にくければストーマ袋を絞るように便を出す（下に引っ張ると面板が剥がれることがあるので注意!）．

③排出口から5cm程度をティッシュで拭き，口を閉じる．このとき排出口から空気を少し入れるようにする（ストーマ袋内が真空状態になって袋がくっつくと，ストーマ袋上部に便が溜まってフィルターの目詰まりを起こしやすいため）．

---

❺食事について

基本的に**食べられないものはありません**が，どんな食べ物も健康のためには適量が基本です．ただし，食べると便のにおいが強くなる食材があります（ニンニクやタマネギなどのにおいの強いものや肉やチーズなどの動物性タンパク質など）．また，ヨーグルトは腸内細菌を整える作用があるのでおすすめです．

ストーマ造設後は，これまで大腸で行われていた水分調節がうまくいかなくなることがあるので，便秘をしないよう**水分をしっかりとる**よう指導しましょう．イレオストミーでも，小腸での水分吸収は十分ではないので，しっかりと水分補給をすることが必要です．

飲酒も可能です．しかし，飲みすぎは体によくありません．アルコールはかゆみや水様便の要因にもなります．また，ビールなどの炭酸を含むものはガスが多くなるので，自覚してもらいましょう．

> どんなに「健康によい」といわれる食べ物でも，食べすぎれば健康を害しますよ．最初は恐怖もあると思いますが，これからストーマと一緒に暮らしていくということを理解してもらい，いろいろ挑戦してみようとする気持ちを育ててください．

❻災害時の備え

- **災害時に備えて，ストーマ装具一式をそろえた袋などを用意しておく**といざというときにも安心です．

- 装具は劣化すると粘着力が落ちるので，使用している装具の箱に書いてある使用期限を参考にしてください（多くの装具の保管期間は3年くらい）．といっても，箱から出してしまうと期限がわからなくなるため，1年程度で入れ替えましょう．

用意しておくもの
- はさみ
- 装具（10日間程度分）
- ガーゼやタオルを切ったもの
- パウダーなどのアクセサリー類
- 清拭剤
- ウェットティッシュ（おしりふき）
- ストーマ袋廃棄用のビニール袋（におい対策．ジップロック®等のファスナー付きタイプがおすすめ）

保管をするときは，
 ✕ 高温多湿，冷蔵庫などの低温の場所での保管
 ✕ 直射日光のあたる場所での保管
 ✕ 強い圧力がかかる場所での保管
 ✕ 1年分を超えるような大量購入による長期保存
などは避けるようにしてくださいね．

ストーマ造設・閉鎖術については，p.110をチェックしてね!

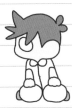

COLUMN

がんとは？

　細胞はひとつひとつが遺伝子（体全体の設計図）を持っています．細胞分裂して1つの細胞が2つになるときには，その遺伝子をまるまる1セットコピーし，2つになった細胞の両方にその遺伝子が受け渡されます．遺伝子のコピーは機械がするわけではなく，自分たちが手作業でコピーするので，ミスが起こることもあります．そして，手作業が多ければ多いほどミスが起こる可能性は高くなります．

　飲酒や喫煙，胃酸などの刺激やピロリ菌，肝炎ウイルス，HPVなどの感染によって，細胞が傷ついては治る…をくり返すことは，細胞分裂をくり返すことにほかなりません．それはつまり，遺伝子のコピー作業が増え，ミスが起こる可能性が高くなるということです．それこそが，がんのリスクの本体です．

　この遺伝子のコピーミスの起こしどころが悪く，体に有害な能力を持って勝手に増殖し始めたものは「がん」と呼ばれます．逆にミスの起こしどころがよく，運良く有用な能力を獲得したら，それは「進化」になります．長い歴史のなかで進化してきた人類と，一定の確率でがんになってしまう人類は，実は表裏一体なのですね．

　なお，**「がん」と「癌」は同じように見えますが，実はちょっと違います．**「がん」は悪い腫瘍全般を指していて，およそ皆さんのイメージどおりかと思います．そして「癌」は「がん」のなかでも特別に「体の外」にできたものを意味しています．医学的にいえば，癌＝上皮性悪性腫瘍ということです．**上皮というのは，「体の外側を覆っている組織」**のことです．胃や大腸，肺，胆管，乳管，皮膚，前立腺…「癌」，つまり上皮性悪性腫瘍ができるところはたくさんありますが，すべてミクロに見ると体の外とつながっているのです．

> p.31で消化管はちくわの穴みたいのものだから体の外って教わりましたけど…胆管や乳管も体の外ですか?!

> 胆管→十二指腸→胃→食道→口→外
> 乳管→乳頭→外
> …ほら，つながっているでしょ？

　一方で，**「がん」はどこにできてもよいのです**．肉腫も骨腫瘍も白血病も…なんでも含んでいます．そして，これらは**「非」上皮性の悪性腫瘍**です．

> だから，病名に「癌」ってつかないでしょ？
> 白血病を「血液のがん」ってたとえることはあっても，
> 「骨髄癌」とは絶対にいわないよね．

第2章

臓器別
押さえておきたいポイント

第2章では, それぞれの臓器ごとに

解剖生理
↓
主な疾患
↓
術式
↓
注意が必要な術後合併症と
術後ケアのPOINT

の順番で解説していきます!

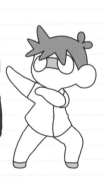

臓器が変われば
必要とされるケアも変わるから,
違いをきちんと理解してね.

基本は知ること，見ること．
どんなことでも知っていれば，ただ
流れていく景色が重要な情報の塊だと
気づくことができるはず!

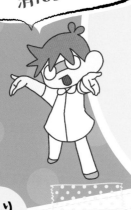

蠕動と
運搬機能のみ！
消化器の玄関！

食道

ざっくりまとめ

食道の解剖生理

- 消化吸収能力はなく運搬機能のみ
- 他の消化管に比べて覆っている膜が一枚少ない（漿膜がない）

食道の手術

- 多くの診療科が関わる大手術！（消化器なので！消化器外科，見える部分だから！形成外科，周囲に気管・肺がある！呼吸器内科・呼吸器外科，上部食道癌では咽頭や喉頭をいじるので！耳鼻咽喉科）
- 再建するときは胃を持ち上げたり，腸をつなげて吻合！
- 再建した食道をどこに走行させるかで術式に違いあり！

 食道の手術は大変！

注意が必要な術後合併症と術後ケアのPOINT

- 食道の手術は呼吸器合併症を起こしやすい！

呼吸の状態に注意！

- 術後，リンパ管から乳びが漏れることがある！

ドレーンの排液に注意！

- 反回神経が傷つけられて，反回神経麻痺が起こることも！

食道の構造と働き

食道の仕事は**食物や唾液の運搬**で，消化吸収能力はありません．長さは約25cmで，頸部食道，胸部食道，腹部食道の3つに区分されます．食道上部1/3は横紋筋で次第に平滑筋が多くなり，下部1/3は平滑筋です．

蠕動運動があり，食道内面は粘膜で覆われています．

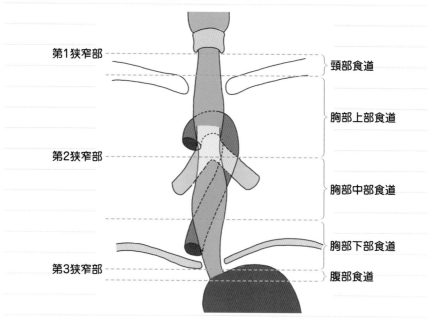

第1狭窄部 — 頸部食道

胸部上部食道

第2狭窄部 — 胸部中部食道

胸部下部食道

第3狭窄部 — 腹部食道

食道は膜が1枚足りない?!

　消化管は，粘膜，粘膜下層，筋層，漿膜の4層からできているのが基本です．しかし，食道には漿膜がありません．なお，漿膜は腹部では（臓側）腹膜，胸部では（臓側）胸膜とよばれます．ちなみに，膜に覆われた袋状の空間が「腔」（腹腔，胸腔）です．

　漿膜がある／ない，というのは，「肉を最後にラップでくるんでいるかどうか」というイメージです．たった1枚の薄い膜ですが，ラップでくるんでいなければ，肉汁が染み出てきてしまいますよね．

　たとえば，腹部の癌が漿膜を破ると腹膜播種になり，胸部なら胸膜播種になります．しかし，食道にはその膜がそもそもありません…膜が1枚ないだけで，癌ができたときに非常に周囲へ浸潤しやすくなるのですね．

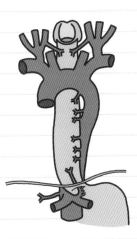

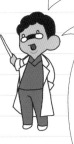

食道の周囲には
大小さまざまな血管が走り，リンパ節
も多く発達しているよ

そして，食道を栄養する血管は
いくつもあるよ．
たとえば下甲状腺動脈，気管支動脈，
固有食道動脈，肋間動脈，左胃動脈，
左下横隔動脈などなど…
名前を見ただけでも食道の手術で影響
を受ける分野が多岐にわたることが
想像できるよね！

こんなに
覚えきれま
せーん！>＜

覚える必要はないの．
よ～く見ると大動脈から小さな
血管がたくさん伸びているよね．
だから食道の手術はとても時間
がかかるし，術後もトラブルが
起こりやすいんだね

縦隔と横隔

　ここでの「隔」は，「腔を隔てる」という意味です．そこで，
縦隔→二つの腔（右の胸腔と左の胸腔）を縦に隔てる組織
横隔（膜）→二つの腔（腹腔と胸腔）を横に隔てる組織（膜）
となるのです．

主な疾患

食道の主な疾患は

- **逆流性食道炎**
- **食道裂孔ヘルニア**
- **食道アカラシア（通過障害）**
- **食道癌**　など

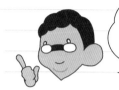

このうち，外科的な治療が選択されるのは主に**食道癌**と**食道裂孔ヘルニア**です．

なので，これらの疾患についてざっとおさらいしましょう．

食道癌

原因

- 食道癌の発症と喫煙や飲酒には強い関連があります（両方の習慣がある人はより高リスク！）．
- 熱いものを飲んだり食べたりすることや，胃食道逆流で胃酸にさらされることもリスクのひとつと考えられています．

症状

- 早期では自覚症状がないことがほとんどです．
- 進行すると，**飲食時の違和感**や**胸痛**，**咳嗽や嗄声**などの症状が出ます．

治療

- **手術，放射線療法，薬物療法を組み合わせて集学的治療**が行われますが，最近では放射線療法と内視鏡治療が増加し，手術の件数が減ってきています．

> **食道はリンパの関所が少ない?!**
>
> 　リンパ管に入った癌は関所（リンパ節）で関止めされます．腸ならば，腸からリンパの本管（胸管）に入るまで，およそ3段階程度の関所があります（1群→2群→3群→本管）．
> 　そこで，手術をするときには，それぞれD1郭清，D2郭清，D3郭清を行います．一方，食道は本管（胸管）がすぐそばにあるため，関所（リンパ節）の数が少ないのです（1群→すぐ本管というイメージ）．つまり，癌を関所で止められる可能性が低くなるため，より早く全身転移に至りやすいのです．

食道裂孔ヘルニア

　食道裂孔ヘルニアとは横隔膜ヘルニアの一種で，横隔膜の穴（食道裂孔）から胃の一部が飛び出してしまう疾患です．胃の造影検査をすると，胃の一部が胸腔内に脱出しているのがわかります．

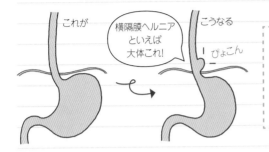

これが　　横隔膜ヘルニアといえば大体これ！　こうなる　ぴょこん

> **そもそもヘルニアとは…**
>
> 　語源はラテン語の「脱出」とされています．臓器や組織が本来の位置から脱出してしまう状態のことを指します．

原因

- 加齢（50歳以上で多く見られます）や生活習慣などで腹圧が上がって起こる場合もありますが，なかには生まれつき食道裂孔がゆるく，ヘルニアを起こしやすい人もいます．

症状

- **悪心・嘔吐，嚥下困難，咳嗽，心窩部痛**など，胃食道逆流と似た症状があります．

治療

- 症状が少ない場合，胃食道逆流や呼吸疾患などの合併症がない場合には，特に治療は必要ありません（なので，外科治療が必要な症例も実は少ないのです）．
- まずは，胃液の逆流防止のために制酸薬の内服を行います．内服で改善せず，かなり症状が重篤で生活に支障がでるような場合には手術を行います．

> **食道裂孔ヘルニアで注意が必要な薬は？**
>
> 　食道と胃の境目には下部食道括約筋（LES）があります．嚥下から胃への食物の運搬はこのLESの弛緩・緊張によって管理されており，LES圧が正常に保たれることで胃からの逆流を防止しています．食道裂孔ヘルニアによってLESの機能は低下することがわかっており，LES圧が弱まると，胃食道逆流が起こります（逆にLES圧が緩む機能が障害されるのが食道アカラシア）．
>
> 　ブスコパン®など，鎮痙作用がある副交感神経抑制薬（抗コリン薬）にはLES圧を下げる効果があり，胃からの逆流を促進してしまうため，症状を悪化させたり，悪心があるときに服用すると嘔吐を引き起こしてしまうことがあります．
>
> **食道裂孔ヘルニアの人に抗コリン薬は安易に使わないようにする！**

術式

ここでは主に食道癌で用いられる術式について説明します.

食道の手術って
術後大変なイメージがありますー!

食道癌の切除方法

① 内視鏡

ごく早期で粘膜内に限定している癌（0期）であれば，内視鏡による切除で治療できます．侵襲性は非常に低いですが，術後，切除部に狭窄が起こるリスクもあります.

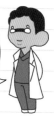

最近では技術の進歩で内視鏡で手術が行われることも多くなってきたよ.

② 開腹・開胸手術

食道の周囲には気管支，心臓，大動脈，甲状腺等の重要な臓器が多数存在するため，手術には消化器外科だけでなく呼吸器外科，呼吸器内科，甲状腺外科，形成外科，耳鼻咽喉科…と複数の医師が関わることも珍しくありません．切除部位によっては，開胸し肋骨を折って処置する場合もあるので，侵襲性は高いです．また，同時に食道再建術を行う必要があります.

---

① 胸部食道癌の場合

- 右胸部を開胸し，食道へアプローチ
- 原則的に胸部食道を全切除し，胸部リンパ節を摘出

② 腹部食道癌の場合

- 左胸部を開胸し，食道下部と胃の噴門部を切除
- 場合によっては，開胸せず開腹のみですむことがある

食道の再建術

　食道再建術は，基本的には**胃を持ち上げて食道と吻合する手術**です（胃を使えない場合には，代わりに腸をつなぐこともあります）．たとえ，癌があるのが一部だとしても，1ヵ所切除してしまうと切除した両端をつなぎ合わせるのはとても困難です．無理につないでも，長さに限度があるので縫合部にテンションがかかり，縫合不全を起こしてしまいます．そこで，大きく食道を切除し，胃を首まで持ち上げ食道と吻合する術式になるのです．

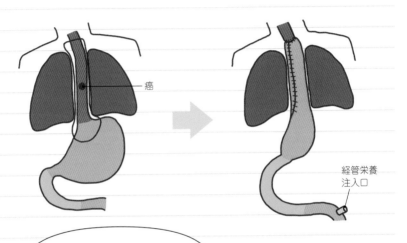

癌

経管栄養
注入口

ちなみに，食道は
蠕動することで，食物を運搬するけど，
持ち上げた胃（または腸）には，
蠕動運動はないんだよ．

だから術後の経口摂取は
慎重にしなきゃいけないん
ですね!

食道はいろんな要素が絡まりあっているから
手術も大変だし，術後経過もトラブルが起こりやすい．
だから，看護師さんたちの普段からの観察が
とても重要になってくるんです!
医師は24時間，患者さんに付きっきりというわけにも
いかないから，看護師さんたちの観察眼を
信用しているよ!

再建した食道をどこに走行させるかで術式に違いがあります.

術式を把握することで,
観察項目のポイントが絞れてくるよ!

❶後縦隔ルート

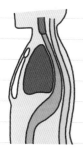

肺の後ろ, 脊椎の前を通すルートです.

縦隔がどこのことを指すのかは
わかるよね?(p.75参照)

縦隔の一番奥にあるから, 再度
処置するのは難しそうなのがわかります!
これは縫合不全が起こったときには私たち
が早期に発見する必要がありますよね!

メリット	デメリット
• 最も生理的なルートであるため, 縫合不全を起こしにくい • 後々胃癌がみつかったときなどにも処置がしやすい	• 処置がしにくく, 一度縫合不全が起こると, 膿胸や縦隔炎などの重度の合併症を起こすなど, 致命的になりやすい

❷胸骨前ルート

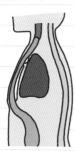

胸骨の前面を通すルートです.

胸骨の前に食道が再建される
から, 見た目が気になるところ!
食道が前面にあるから, 術後に
トラブルがあったときには処置が
しやすそうだけど…距離が長く
なるのがネックだね～

メリット	デメリット
• 術後合併症に対応しやすい	• 最も非生理的で経路も長く, 縫合不全などの合併症を起こしやすい • 整容的にもいまいち

❸胸骨後ルート

胸骨の後ろ，肺の前を通すルートです．

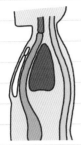

最も行われている
術式だね．

メリット	デメリット
• ❶と❷のよいとこどりをしようとした術式 • 後々胃癌がみつかったときなどにも処置がしやすい • 整容的にもよい	• 一度縫合不全が起こると，膿胸を起こしやすい • 胸骨と肺に圧迫されるため，屈曲してしまう

食道裂孔ヘルニアの手術

　大きく分けて2種類あります．

①食道裂孔縫縮術：裂孔部を小さくする手術
②Nissen手術：胃を正しい位置に戻し，再脱出しにくい形にする手術

　Nissen手術は下のように腹部食道を剥離してから腹腔内に引き下げ，腹部食道を胃壁で襟巻状に縫合します．

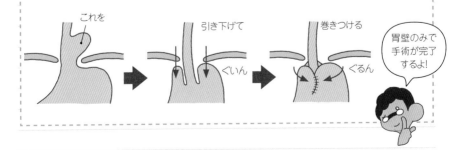

これを　　引き下げて　　巻きつける

ぐいん　　ぐるん

胃壁のみで
手術が完了
するよ！

多くの場合，再建時に胃を伸ばして吻合しているため，貯留機能がなくなります．そこで，下に挙げたものに加えて**胃の術後と同じような合併症にも注意し**，ケアを行いましょう．

> 胃の術後合併症はp.95〜98を見てね！
> さらに呼吸器合併症や反回神経麻痺，食事開始時の
> 嚥下状態，リンパ節郭清に伴う乳び胸など，
> 観察項目がたくさんあるよ！

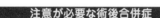

注意が必要な術後合併症

- 縫合不全（p.30）
- 術後出血（p.32）
- イレウス（p.36）
- 深部静脈血栓症（p.40）
- 創部感染（p.42）
- <u>呼吸器合併症</u>
- <u>乳び胸</u>
- <u>反回神経麻痺</u>
- 通過障害（吻合部狭窄など）
- ダンピング症候群（p.96）

> それぞれの
> 合併症については
> 該当ページをチェック！

呼吸器合併症

食道の手術は開胸を伴うため，それだけで呼吸器合併症のリスクが高くなります．

また，術中に気管支や反回神経を触られたり，周囲で電気メスを使われたりすることによる刺激や，リンパ節郭清に伴う刺激によって，気管粘膜の浮腫を起こすリスクが高いのです．

その他，嚥下反射や咳嗽反射の低下，喀痰の増加に伴う気道狭窄によって，呼吸苦の症状が出ます．また，肺へ酸素が十分に行きわたらないため，無気肺の状態になることも多いです．

 呼吸の観察には細心の注意が必要！

観察項目

呼吸状態

- 吸気不十分による浅く早い呼吸があったら危険なサイン!

酸素飽和度（SpO₂）

- 低下すると冷汗や強い呼吸苦が出るよ!

呼吸音

- きちんと換気が行われているかしっかり聴診!

検査結果

- 画像診断（X線，CTなど），血液ガスの結果も要チェック!

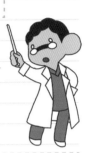

十分な換気ができないと，
体に二酸化炭素が溜まる
CO₂ナルコーシスになるから
注意して観察しようね（p.28参照）.

呼吸器合併症予防のためのケア・患者指導

十分な深呼吸

- 肺は横隔膜を動かすことで十分に膨らむため，重力の影響により，臥位より坐位の方がしっかりと呼吸ができます.

痰の喀出

- 患者さん自身で痰を出してもらうようにします.
- ただし，咳嗽で疼痛が増強するため，疼痛コントロールをしっかり行いましょう（創を抑えて前かがみになると，疼痛が緩和されます）.
- 必要なら吸引を行います.

離床

- 無気肺予防はとにかく離床!
- 同じ姿勢でじっとしていると，長時間下敷きになった方の肺が自らの重みでつぶれてしまうので，離床を促しましょう.

禁煙

- どんな手術でも術前は禁煙です!
- タバコは痰の量を増やすため，術前にしっかりと禁煙指導を行いましょう!!

乳び胸

というか，そもそも「乳び」って なんですか?!

小腸で吸収された脂肪が分解されて， 乳び管でリンパ液と混ざりあって乳化された 白い液体のことだよ.

栄養ありそうだよね!　漏れたらもったいないよねー!

リンパ管は非常に脆いうえに個人差が大きく，術中に認識しきれなかったリンパ管が結紮されなかったり，術後に狭窄を起こしたりすることでリンパ液が漏れ出すことがあります. **これが漏れると胸郭内に白く混濁した胸水が多量に流出・貯留します**. そうするとドレーン排液が白く濁るのですぐにわかります.

 ドレーン排液に注意!

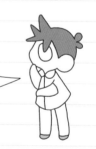

乳び胸のときの排液は こんな感じのヤクルトっ ぽい色になるよ!

乳び胸は基本的には保存的に治療します. 胸腔ドレナージで乳び液をドレナージしたり，脂肪制限食による食事療法を行います. それでも止まらなければ…再手術やリンパ管に対する放射線療法を行うこともあります.

反回神経麻痺

　術中に反回神経を傷つけることで起こります．食道の手術は周囲のリンパ節郭清をする範囲が大きく，神経の損傷のリスクが高くなります．特に，左反回神経麻痺のリスクが高いです．左反回神経は手術の操作部が近く，より障害を受けやすいためです．

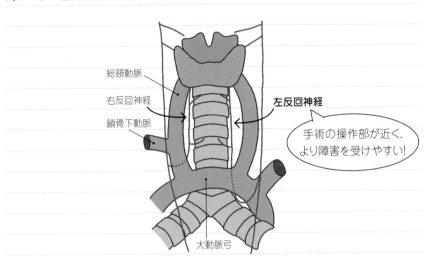

総頸動脈
右反回神経
鎖骨下動脈
左反回神経
手術の操作部が近く,
より障害を受けやすい!
大動脈弓

　反回神経麻痺になると，嗄声，嚥下障害，咳嗽などがみられます．挿管による喉の痛みや嗄声は通常4〜5日で改善するので，術直後からの嗄声が改善しているか，嚥下の状態に変化はあるか，中長期的な観察が必要になります．

　保存的に経過をみる場合がほとんどです．通常, 6か月程度で症状が改善するといわれていますが，早期に嚥下訓練や発声訓練を行うことで，誤嚥予防に努めます．

STさんや管理栄養士さんの協力が
必要不可欠です!

その咳嗽の原因は?
　食道の術後に起こる咳嗽の原因には，呼吸器合併症や反回神経麻痺のほかに，胃食道逆流（胃酸の逆流）によるものもあります．胃食道逆流による場合は，ヘッドアップや坐位にすることで症状の軽減が期待できます!

食道の手術はなぜ「鬼門」?

食道ってトラブルになりやすそうな要素が
満載なんですね!

食道は，首，胸，腹と広範囲にまたがっていて大変．
さらに，近くに重要な臓器や血管が密集しているから，
時間のかかる大手術になりがちだよ～

　食道，特に食道癌の手術は10時間を超えることも珍しくない大手術で，術後合併症の出現頻度も他の消化器手術に比べて多い印象です．そのため，外科医だけでなく，多くの外科病棟の看護師にとっても「鬼門」とされています．

　その理由のひとつが食道の解剖学的特徴．食道の周囲には呼吸器や血管・リンパ管などの重要な臓器が集まっています．さらに，食道は腸のようにうねっていることもなく，まっすぐに伸びているので長さに余裕がなく，1か所切除してしまうと再びつなぎ合わせるのはとても困難です．そのため，p.79で説明したように，大きく切除したうえで胃を伸ばして吻合せざるをえないのです．しかし，再建組織（胃管）の血流は胃の血管からのものなので，遠くなるうえ，引き伸ばされて血流が悪くなります．なので，縫合不全のリスクもそれだけ高くなります．

　また，口腔内では絶えず唾液が分泌されているので，少しでも縫合不全が起きた場合には口腔内の細菌から感染し，重度の縫合不全に至ることも多いです…

食事開始後，創部から
人参と牛乳が流れてきたのを
見たことがある…

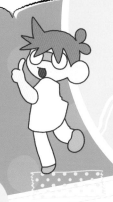

消化・貯留を
担当する
消化器の長男

胃

胃の解剖生理

- 食物を一時的に貯留・消化吸収し，下に流す
- 食物を貯留する必要があるため袋状
- 幽門側は十二指腸が後腹膜に固定されている

胃の手術

- 術式に歴史あり！
- 胃切除術は，噴門側切除，幽門側切除，全摘術に分けられる
- 胃再建術は，ビルロートⅠ法，ビルロートⅡ法，ルーワイ法に分けられる
- 患者に応じて胃切除術と胃再建術を組み合わせる

術式が複数ある！

注意が必要な術後合併症と術後ケアのPOINT

- 縫合部にテンションがかかりやすい！

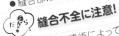縫合不全に注意！

- リンパ節郭清術によって膵臓が傷つくと，膵液漏が起こることも！

ドレーンの排液に注意！

- 術後は貯留が困難になってダンピング症候群が起こることも！

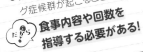食事内容や回数を指導する必要がある！

胃の構造と働き

　胃の仕事は食べ物を一時的に**貯留・消化吸収**して，「ゆっくり下に流す」ことです．食物を貯留する必要があるため，袋状の形をしています．胃は，さらに食道から噴門，胃底部，胃体部，幽門前庭部，幽門に分けられ，それぞれに役割があります．

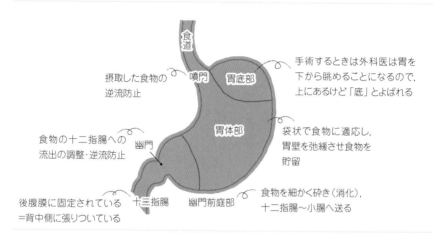

食道

摂取した食物の逆流防止　噴門

胃底部

手術するときは外科医は胃を下から眺めることになるので，上にあるけど「底」とよばれる

胃体部

袋状で食物に適応し，胃壁を弛緩させ食物を貯留

食物の十二指腸への流出の調整・逆流防止　幽門

後腹膜に固定されている＝背中側に張りついている　十二指腸

幽門前庭部

食物を細かく砕き（消化），十二指腸〜小腸へ送る

　食事は1日3回突発的に行われますが，消化吸収は突発的に行うものではなく，時間をかけて行われます．**胃酸で消化・消毒を行いつつ，他の消化器のペースに合わせて食べ物を流すのが胃の仕事**です．

胃酸はどのように生成される？

　胃酸の成分は塩酸です．これは，**プロトンポンプという物質から作られます**．プロトンポンプをモーターとするならば，モーターを回して胃酸を作り出すには，モーターのスイッチを入れてくれる人が必要です．このときスイッチを入れているのが，**ヒスタミンやアセチルコリン，ガストリン**という物質です．

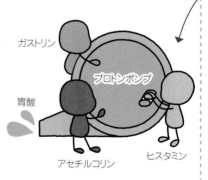

ガストリン

プロトンポンプ

胃酸

アセチルコリン

ヒスタミン

術前にH₂ブロッカーを投与する理由

病棟でよく使う胃薬にはPPI（オメプラール®など）とH₂ブロッカー（ガスター®など）がありますが，どうして術前はH₂ブロッカーなんですか？

両方とも胃酸を抑制するという作用は同じなんだけど，その機序と作用時間に違いがあるんだよ．

胃に限らず，術前にH₂ブロッカーが投与されることは多いと思います．その**理由は①胃食道逆流や誤嚥の予防，②手術によるストレス性胃潰瘍の予防**です．

全身麻酔で噴門部が弛緩し，胃の中の分泌物が逆流しやすくなります．また，胃の中の分泌物が逆流すると誤嚥の可能性が高くなるため，胃酸を抑えるH₂ブロッカーの投与が多くの手術で術前のルーチンとなっているのです．でも，胃酸の分泌を抑制する薬には，H₂ブロッカー以外にもプロトンポンプ阻害薬（PPI）もありますね．なぜ，PPIではなくH₂ブロッカーでなければならないのでしょうか？

左のページで「胃酸はプロトンポンプ（＝モーター）から生成される」と説明しました．胃酸を作らせたくないのであれば，モーターがまともに動けなくなるように細工するのが一番強力ですよね．PPIはプロトンポンプが動けなくなるようにする薬剤です．ところが，モーターを完全に止めるのには時間がかかります．そこで，取り急ぎ，主にスイッチを入れているヒスタミンさんの邪魔をするのが，H₂ブロッカーです．ヒスタミンさんの邪魔をするだけではプロトンポンプは完全には止まりません．しかし，とりあえず胃酸の生成を大きく抑制することはかなり早くできます．

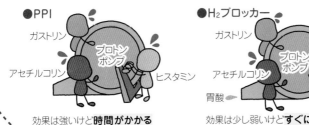

●PPI
ガストリン
プロトンポンプ
アセチルコリン　　ヒスタミン
効果は強いけど**時間がかかる**

●H₂ブロッカー
ガストリン
プロトンポンプ
ヒスタミン
アセチルコリン
胃酸
効果は少し弱いけど**すぐに効果が出る!!**

だから　術前投与薬には，H₂ブロッカーが選択されるんだね！

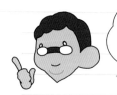

主な疾患

胃の主な疾患は

- **胃潰瘍**
- **胃癌**
- **急性胃炎**
- **慢性胃炎** など

> このうち，外科的な治療が選択されるのは主に**胃癌**です．

なので，胃癌についてざっとおさらいしましょう．

胃癌

原因

- 多くの場合，胃酸やピロリ菌の感染などによって細胞に傷がつき，治るというプロセスをくり返すうちに，細胞の遺伝子にエラーが起こり，癌になるとされています．

症状

- 早期では自覚症状はほとんどありません．
- 進行すると，**胃の痛み**や**不快感**，**悪心**や**食欲不振**などの症状が出ます．
- 胃からの出血による**貧血**や**タール便**がみられることもあります．

治療

- ごく早期で粘膜に限定している癌であれば，内視鏡下の切除のみで治療できますが，それ以上に進行しているものは，一般的には手術を行い，進行の度合いによっては**薬物療法**を行います．
- 手術の目的は治癒だけでなく，進行癌では出血や消化管の狭窄などの症状を緩和するために行うこともあります．
- 手術では，周囲のリンパ節の郭清も同時に行われます．

> 胃の手術を任せられるようになったら外科医として一人前だね!

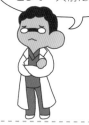

胃の手術は難しい?

　胃の周囲には4本の大きな血管やリンパ節が多数点在しています．外科医はこの血管やリンパ節をどこまで切るかを考えながら，胃をどの範囲まで切るのか，再建はどのように行うのかを慎重に選択していきます．また，また胃の裏には膵臓もあります．そのため，腸などの手術に比べるとより立体的に全体をとらえねばないのです．

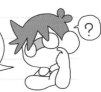

術　式

　胃切除を行う疾患の多くは胃癌です．なので，ここでは胃癌で用いられる術式について説明します．

　胃癌の切除術は，主に**噴門側切除**，**幽門側切除**，**全摘出**の3種類，さらに切除した胃の再建術も主に**ビルロートⅠ法**，**ビルロートⅡ法**，**ルーワイ法**の3種類です．

> ナスさんも外科に来たばかりのころは術式の違いがよくわからなかったのです…

> ナスさんも覚えるの大変だったって言ってましたけど，どうして胃の術式は沢山あるんでしょう？

> 胃は袋状の臓器だから，切除した後は太さの違うところをつながなきゃならないよね．だから，どこを切除したかによって術式を変えなければならないんだ！

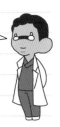

胃の切除術

> 癌ができている場所によって，噴門側切除，幽門側切除，全摘出の3種類の切除術があるね．

　まずは全摘術と幽門側の切除術を理解しておきましょう！**胃癌は，噴門側より幽門側にできることが圧倒的に多いから**です．左のページで胃酸は癌を引き起こす要因のひとつと説明しましたね．しかし，噴門や胃底部は胃酸にさらされる機会が少ないのです．なお，仮に噴門側に癌が見つかった場合は，ごく早期でなければ全摘術が選択されることが多いです．

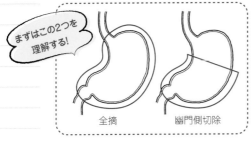

> まずはこの2つを理解する！

全摘　　　　幽門側切除　　　　噴門側切除

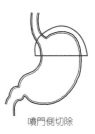

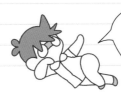

> 噴門側の部分切除は百戦錬磨のナスさんでも数年に一度出会うかどうかの超レアケース．

胃の再建術

　胃の再建術は，大きく3種類に分けられます．外科医は切除の場所や胃や十二指腸をどのくらい残せるかなどによって，術式を決めています．それぞれにメリット・デメリットはありますが，古い術式のデメリットを克服するために新しい術式が開発されてきました．

つまり…
術式に歴史あり!!
なのです．

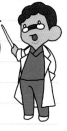

　ちなみに，胃や小腸は血流がとってもよく，本来ならば「ほとんどない」ってくらいに縫合不全が非常に起こりにくい臓器とされています．

だから，普通に縫っても全然大丈夫なんだけど…再建術みたいにテンションがかかるものは縫合不全が多いんだよね〜

❶ビルロートⅠ法

すべての術式のなかで一番生理的．

でも，残胃の大きさによっては縫合不全が多いことが問題だったんだよ．

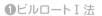

こことここをつなげる

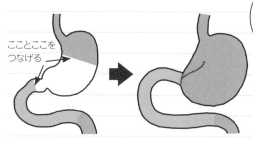

　オーストリアのビルロートさんが最初に編み出した術式で，残胃と十二指腸をそのままつなぎます．胃と十二指腸をある程度残せるときに選択されます．

メリット	デメリット
• 食物の流れが最も生理的 • 術後，胆道系にトラブルがあっても内視鏡的処置が行いやすい	• 縫合不全は多い • 十二指腸液の逆流による食道炎や残胃炎が起こりやすい

❷ビルロートⅡ法

この術式はメリットも多いんだけど,
十二指腸液が逆流しやすいのがわかるね.
それに,食べ物や消化液が本来行ってほしくない
盲端の十二指腸側に行ってしまう（**輸入脚症候群**）
のが一番の問題なんだよね.

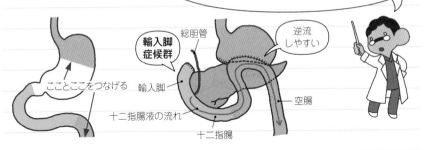

なので,十二指腸液の
逆流や輸入脚症候群を防ぐために
ブラウン吻合という方法が
編み出されたんだよ.

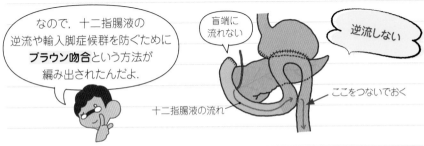

ビルロートⅠ法の欠点を補うために開発されましたが,最近ではあまり行われなくなっています.

メリット	デメリット
• 残胃や十二指腸の長さに依存しない • 縫合部にテンションがかかりにくくなるので,縫合不全のリスクが少ない • ブラウン吻合すれば十二指腸液の逆流は起こりにくい	• 輸入脚症候群のリスクがある

十二指腸液が逆流すると…

　胆汁や膵液を含む十二指腸液が胃内に逆流すると,ガストリン（胃酸分泌を促すホルモン）の働きにより,胃酸分泌量が増加し,食道炎や残胃炎が起こりやすくなる

 術後は胸やけの有無,食事摂取量,食欲を確認する必要がある!

❸ルーワイ法

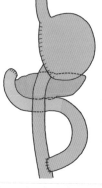

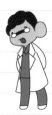

複数の箇所を縫合
しなくちゃいけないので，
昔はそこそこ難易度の
高い手技だったんだけど，
今は自動吻合機が
あるからね〜

　ピルロートⅠ法，ピルロートⅡ法のデメリットを補うため，スイスのルーさんが開発した術式です．全摘術をしたときのほか，幽門側切除であまり胃を大きく残せないときに用いられる再建方法です．腹腔鏡下手術ではよく行われます．

メリット	デメリット
• 縫合部にテンションがかかりにくくなるので，縫合不全のリスクが少ない • 十二指腸液の逆流が少ない	• 術後，胆道系にトラブルが生じた場合，内視鏡的処置を行うのが非常に困難 • 挙上した空腸が作った穴に小腸が嵌り込むPetersenヘルニア（絞扼性腸閉塞）がまれに起こることがある

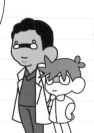

…と，こんな感じで，
外科医はどこを切除するのか
などを考えながら，
胃切除術と胃再建術を
組み合わせて，術式を
決めているんだよ！

患者さんが
どんな手術をしたか，
それを理解していれば，
術後どういうことに注意すれ
ばいいのかポイントが
絞れてくるね！

注意が必要な術後合併症と術後ケアのPOINT

術直後は**発熱**や**生理的でない疼痛**，**血液検査の結果**，**ドレーン排液の性状**などに注意が必要です．術後，食事が始まってからは，**食事摂取量**や**腹部状態の観察**が合併症の早期発見のポイントです！

注意が必要な術後合併症

- 縫合不全（p.30）
- 術後出血（p.32）
- イレウス（p.36）
- 深部静脈血栓症（p.40）
- 創部感染（p.42）
- 膵液漏（p.148）
- ダンピング症候群
- 通過障害（吻合部狭窄など）

> それぞれの
> 合併症については
> 該当ページをチェック！

膵液漏

胃のすぐ後ろには膵臓があります．胃のリンパ節郭清時，膵臓と頭側で接しているリンパ節も郭清するのですが，リンパ節が含まれている内臓脂肪の塊と膵臓とは見た目がそっくり！なので，術中，リンパ節郭清などの際に傷つけられてしまうことがあります．また，進行癌では膵臓へ癌が浸潤したり，癒着していることがあり，手術でそれを剥がすときに**膵臓が傷つけられてしまうこともあります．すると，膵液が漏れ出してしまうことがあ**
ります．

膵液は周囲の組織や膵臓そのものまで溶かしてしまうロックな性格なので，まれですが，近くの動脈を溶かして大出血を起こすおそれもあるのです！！

 膵液漏に注意！

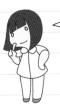

> 観察項目など
> くわしくはp.148を
> 見てね！

ダンピング症候群

「ダンピング」とは「ダンプカーが積んだ荷物などを一気にどさっと落とす」という意味です。いままで胃で貯留され、少しずつ十二指腸に流れ込んでいた食物が、胃切除・再建術によって**貯留が困難になった胃から、十二指腸～小腸に急速に食物が流れ込むことで起こります**。

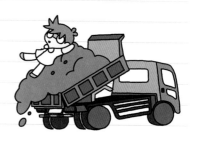

 食事指導が大切なのです!

❶ ダンピング症候群の症状・機序

ダンピング症候群は、発症のタイミングによって**早期と晩期に分類**されており、さまざまな症状が起こります。

	早期ダンピング症候群	晩期ダンピング症候群
時間	食後5〜30分以内	食後2〜3時間
症状	冷汗、めまい、動悸、腹痛、下痢、嘔吐など	冷汗、めまい、手指の振戦・痺れ、倦怠感等の低血糖症状
機序	塩分や糖分等が腸管内に一気に流入することで、セロトニンやブラジキニン等が分泌され、腸管の血管が拡張し、細胞外液から腸管内へ水分が移動する	食物の急速な流入による一時的な高血糖とそれに対するインスリンの多量分泌によって短時間で低血糖症状を起こす

セロトニン：腸蠕動の亢進→過剰で下痢、不足で便秘
ブラジキニン：血管拡張、血圧降下作用、血管透過性促進、発痛

❷ 胃切除後の食事指導

胃切除術後（とくに全摘後）は胃の「食べ物を貯留し、ゆっくりと下へ流す機能」が低くなるため、その機能を食事習慣で補えるよう、食事指導が必要になります。

> ダンピング症候群予防のためにも術後の食事についてきちんと理解してもらえるようにしようね!

基本は「**少しずつを複数回に分けて食べる**」こと！　食事は1日3回，朝・昼・夕と食べる人が多いと思います．ところが，胃の貯留機能が低下している状態ではまずたくさんの食物を貯留することができません．また，ゆっくりと下へ流す機能も低下しているので，たくさん食べると一気に大量の食物が十二指腸へ流れ込んでしまいます．

そうすると起こるのが
ダンピング症候群ですね！

　なので，「**一度にたくさん食べない**」「**少量ずつを分けて食べる**」ということを基本に指導してください．ですが，食べることをくり返していると，胃のない状態に体が慣れてきます．それに，毎日の生活のなかでだらだら食べ続けるというのも難しいですよね．そこで**術前の食事の様子などを聞いて，可能な範囲でできる限り生活に寄り添った指導**をしていくようにしましょう．

たとえば…

50代，男性（事務職）
胃全摘後

こういう患者さんがいるとするね．

術前の食事

1日3食．外食が月に5〜10回程度

朝食 ご飯，汁物，魚や卵など，前日の残りの煮物や野菜

昼食 弁当（ときどきそばやラーメンなどの外食）

夕食 ご飯，汁物，ハンバーグなどの肉類や揚げ物，サラダ，漬物など
　　　（ときどき外食）

　この患者さんの場合，術後の食事はこんな感じになります．

術後の食事

朝食 ご飯（小盛），野菜小鉢，魚や卵（半人前）

10:00 おにぎり（小）や小さい菓子パンなど

昼食 おにぎり（小），ゆで野菜，ウインナーなど（少しずつ）

15:00 おにぎり（小）や小さい菓子パンなど

夕食 ご飯（小盛），おかず（半人前程度）
　　　やむをえず外食なら，うどんなど消化のよいもの（半人前程度）

21:00 お菓子や果物など

できるだけ術前の生活リズムに寄り添った具体的な案を提示してあげることが，術後に変化する生活への不安を軽減することにつながります．また，性別や年齢，仕事内容やふだんの生活の様子などによって，その人に必要な1日のカロリーは変わってきます．ここは管理栄養士さんの出番！　いろいろ教えてもらって，一緒に考えましょう．

術後の食事量は本当に個人差が大きくて，全摘したのに術前とほとんど変わらずに食べられる人もいれば，胃を残したのにほとんど食べられなくなる人もいるんだ．
僕は患者さんに，「若いころにお酒を覚えたように，ちょっとした失敗をくり返しながら自分の適切な量とスピードを知ってください」と伝えることがあるよ．
まずはおっかなびっくり始めて，徐々に自分の体と相談しながら増やしていく感じかな．
あとは，トライアンドエラーだけど，事前に起こりうる症状などをきちんと理解してもらえていれば，少しくらい失敗しても「これがあの症状か！」と思ってもらえて，患者さんの不安は少なくなるよね．
患者さんの不安が少なくなるよう，いろいろ考えてあげるというのが大事だね．

そして，**大切なのが「誰が食事を作るのか」ということ．**ご家族からも理解と協力を得ることが，とても大切になってくるよ！

だから術前の食事についての情報収集は大切なんですね．医師，看護師，管理栄養士，そしてご家族．全員が協力しなきゃできないことですね！

初期の段階で理解を得ることはとても大切なんだ．せっかく手術しても術後うまくいかなかったら僕たち医師も悲しいからね．看護師さんたちのことは信頼しているからね！

はい，頑張ります！

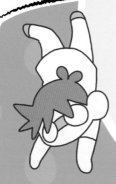

栄養を吸収するひだひだの
なが〜いベルトコンベア＆
水分調節されて消化物が
便に変身！通り抜けたら
そこは別世界のツルツルで
短いトンネル

小腸・大腸

ざっくりまとめ

小腸・大腸の解剖生理

- 小腸の長さは約6m，大腸の長さは約1.5m
- 小腸の主な仕事は消化と栄養の吸収
- 大腸の仕事は水分を調整して便を作ること

小腸・大腸の手術

- 切除する場所や肛門括約筋を温存するかどうかなどで術式が異なる！
- 大腸は小腸より血流が悪いので，縫合不全のリスクが高い！
- 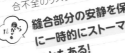縫合部分の安静を保つために一時的にストーマを作ることもある！

注意が必要な術後合併症と術後ケアのPOINT

- 腸管の縫合不全は腹膜炎と直結！
- 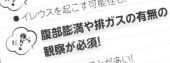ドレーン排液に注意！
- イレウスを起こす可能性も！
- 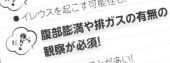腹部膨満や排ガスの有無の観察が必須！
- ストーマを作ることが多い！
- 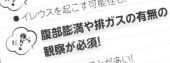ストーマケアが重要！

解剖生理

小腸・大腸の構造と働き

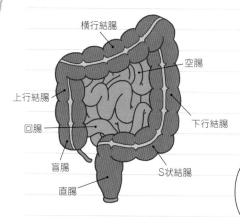

横行結腸
空腸
上行結腸
下行結腸
回腸
盲腸
S状結腸
直腸

①小腸

小腸の長さは約6mです．十二指腸を経てトライツ靱帯以降は**空腸**，さらに進むと**回腸**と呼ばれますが，境目があるわけではありません．**主な仕事は消化と栄養の吸収**です．

空腸は解剖したときにいつも中身が空だったから「空腸」，回腸は解剖したときによくとぐろを巻いているようにみえたから「回腸」っていうんだって！

②大腸

大腸の長さは約1.5mです．空腸から盲腸，上行結腸，横行結腸，下行結腸，S状結腸，直腸を経て肛門へ向かいます．**主な仕事は水分を調整して便を作ること**です．

小腸と大腸で縫合不全のリスクが違う理由

小腸は大腸に比べて長さが長く，血流も圧倒的に多いです．そのため，縫合不全がとても少ないのです．一方，大腸は短く，さらに上行結腸と下行結腸が固定されているため，自由がききません．だから，縫合しても物理的に離れる方向に力がかかり，縫合部にテンションがかかりやくなります．

 大腸は縫合不全が多い！

主な疾患

小腸・大腸の主な疾患は

- 癌
- 虫垂炎
- 鼠径ヘルニア
- 腸閉塞
- 潰瘍性大腸炎
- 急性腸炎，ウイルス性腸炎，
  虚血性腸炎　など

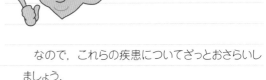

このうち，外科的な治療が選択されることが多いのは**癌，虫垂炎，鼠径ヘルニア，腸閉塞**などです．

なので，これらの疾患についてざっとおさらいしましょう．

癌

原因

- 腸管の癌のうち，大腸癌はとても数が多い疾患ですが，小腸癌は非常に件数が少ないです．
- 大腸癌は年々増加しており，欧米型の食生活といった生活習慣などがリスクを上昇させる要因のひとつと考えられています．

症状

- **下血や血便**のほか，**腹痛，下痢，便秘**などが起こります．

治療

- **外科的手術**（**内視鏡手術**を含む），進行の度合いによっては**薬物療法**が選択されることもあります．
- 直腸では，進行している場合，術前に**放射線療法**を行います．
- 術式によっては，**ストーマ造設**が選択されることもあります．

虫垂炎

原因

- なんらかの原因で虫垂が閉塞することで起こります.
- 虫垂の閉塞は,虫垂の入口付近にあるリンパ濾胞が腸炎によって腫れたり,糞石が詰まったりすることで起こります.

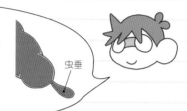

虫垂炎は, よく「盲腸」なんて呼ばれるけど, 盲腸は回腸から大腸につながる部位の名前.
正確には虫垂という場所があって, そこに炎症が起きる疾患だね.

虫垂

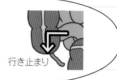

盲腸は, 小腸からみて左折すると盲端だから, 盲腸っていわれているんですって!

行き止まり

症状

- **腹痛や悪心・嘔吐**が起こります.

治療

- **抗菌薬による治療, 外科的治療**ともによく行われます.
- 手術は腹腔鏡下で行うこともあります.
- 糞石の詰まりによるものは抗菌薬では治りにくいため, 手術を行うことが多いです.

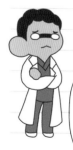

軽症の場合, 手術は切って縛って断端を埋め込んで終了.
腹腔鏡下でやることも多いけど, 開腹しても傷は小さいし, 感染が虫垂に限局しているから術後の心配もそれほどないよ.
ただ, 虫垂が炎症でラプチャー（破裂）していると腹膜炎になるから, 大手術になることもあるよ!

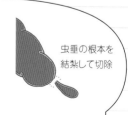

虫垂の根本を結紮して切除

鼠径ヘルニア

原因

- 筋肉の薄くなった部分に隙間ができ，そこから腸がはみ出てしまうことで起こります．

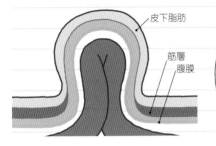

皮下脂肪

筋層
腹膜

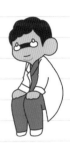

「脱腸」なんて
言うけど，手で整復でき
てるうちは手術をしない
で様子をみることも
あるかな…

症状

- 鼠径部がはみ出た腸でふくらみます．
- 嵌頓状態（はみ出た腸が戻らず，鬱血や壊死した状態）になると，**痛みや便秘，嘔吐**などの症状が出ることもあります．

治療

- 根治するには**外科的治療**が唯一の治療法です．

手術に時間はかからない印象ですね．

飛び出た腸をもとに戻して，メッシュなどを使って
また出てこないように孔を処置して終了，だからね．
でも，嵌頓状態になったら，開腹手術になるし，
ときには腸管切除を行うこともあるよ．
腸を切らなければならないときは，感染の危険が高くて孔の
修復に人工物が使えないから，手術も煩雑になるし，
修復後も突っ張りが強かったりするんだよね．

腸管を切除するとなったら大変ですね！

癒着性腸閉塞

ここでは，
コラム「腸閉塞とイレウスは別物?!」（p.38〜39）
で解説した分類の「①物理的に詰まっている＋血の
巡りは悪くない」について解説するわね．

原因

- **癒着などで細くなってる腸がなんらかの原因**（腸炎や食べ過ぎ，繊維性の食物による詰まり）**でむくんで腸の壁が内側に向かって腫れあがり，内腔が閉塞**することで起こります．
- **術後の晩期合併症**のひとつでもあります．

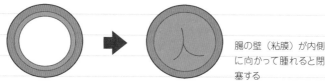

腸の壁（粘膜）が内側
に向かって腫れると閉
塞する

症状

- **嘔吐，腹部膨満，排ガス停止，腹痛**などが起こります．

治療

- 絶飲食や補液によって**腸を安静にし，腫れがとれるのを待つ保存的治療**を行うことが多いです．
- バクテリアルトランスロケーションから敗血症になることもあるので，**抗菌薬が投与**されることも多いです（バクテリアルトランスロケーションとは，腸管内における細菌の異常増殖や正常状態ではきちんと働いている消化管壁のバリアー機能の低下によって，腸管粘膜を通って便中の菌が体の中に入っていくこと）．
- **イレウス管を鼻から腸管の閉塞した部分まで留置**することもあります．
- イレウス管を留置した場合でも，管の抜去に注意しながら離床援助を行いましょう．
- **再発を繰り返すとき**や**保存的治療で効果がみられないとき**には，**手術（癒着剥離）**が必要になります．

イレウス管から出る水分

　イレウス管は，腸管内に溜まった腸液を排出して腸管内の圧力を下げることで，症状緩和や合併症予防，場合によっては手術準備のために留置されます．そこで，留置後は毎日の排液量や管が指定の位置で固定されているかをきちんと確認しましょう．

　ところで，胃管やイレウス管の排液は多いときにはリットル単位になります．絶飲食中のはずなのに？　と思う人もいるかもしれませんが，その正体は消化液です．消化液は通常，大部分が栄養とともに小腸で再吸収されますが，イレウス管から排出されると，その分の水分が失われてしまいます．

　失われた水分は細胞外液なので，補う必要があります．平均的な体格の成人なら2L/日程度の維持輸液が必要ですが，もしイレウス管から2Lの排液があれば細胞外液として2L追加し，2+2＝で4L/日の輸液が必要です．慣れていないと量の多さにびっくりしますが，これだけ入れていないと，脱水になってしまうのです．

　そもそも，頻繁に再発するときは原因の場所がかなり細くなっていると考えられるからね．それに，保存的治療といっても，輸液による栄養にも限界があるしね…

　入退院をくり返すと生活も成り立たないし，まともに食事ができないようでは人生つまらないし，体も弱くなるよね…だから，時には意を決して手術することも必要なんだね．

複雑性／絞扼性腸閉塞

　p.38～39で解説した分類でいえば，「②物理的に詰まっている＋血の巡りが悪い」にあたります．血の巡りが悪くなる理由は，ねじれたり（捻転），はまり込んだり（ヘルニア嵌頓），しめつけられたり（紐状の癒着によるしめつけ）とさまざまです．また，他と比べて明らかに痛みが強く，しかも波があまりなくずっと痛いことが多いです．確定診断には，造影CTで腸の血流を見る必要があります．急がなければ腸が腐って穿孔するため，緊急手術になります！

腸閉塞のときの制吐薬の使用

　腸閉塞の症状のひとつとして悪心・嘔吐がありますね．しかし，制吐薬であるプリンペラン®（メトクロプラミド）の使用には十分に注意しましょう．腸閉塞は腸管がなんらかの理由で閉塞してしまう病気です．対してプリンペラン®は腸管の蠕動亢進を促進させる作用があります．

「あら，じゃあいいじゃない．蠕動運動が
促進されるなら悪心も解消されるんじゃないの〜」
なんて思ってるそこのあなた!
ちょっと考えてみましょう．

　たとえば，索状物による絞扼性腸閉塞で腸管が完全に閉塞している場合，もし，閉塞している状態で無理やり腸管を動かすとどうなるか……．腸管自体は閉塞しているのに，無理やり腸管が動くことにより，腸管内圧が上がって腹痛が増強，穿孔の危険性があります!

腸閉塞に対してプリンペラン®の使用は禁忌!!

プリンペラン®自体は優秀なお薬で，
術後の疼痛管理に用いるフェンタニルや
抗癌薬による悪心にも効果があります．
悪心があるからとすぐに薬剤を使用するのではなく，
しっかりと悪心の原因は何が考えられるかを観察し，
もし腸閉塞の可能性がある場合は，
医師に必ず確認してからにしましょうね．

潰瘍性大腸炎ってどんな病気?

　潰瘍性大腸炎とは，大腸の粘膜に潰瘍などができる原因不明の炎症性疾患で，厚生労働省から指定難病に定められています．腹痛や下痢のほか，発熱や腸が栄養を吸収できなくなることによる体重減少なども起こります．

　治療は人によって異なるところも多いですが，高タンパク，低脂質，低残渣食によるによる栄養療法や薬物療法（ステロイドや免疫抑制薬など）を行うことが多いです．炎症の原因になる白血球を取り除く治療を行うこともあります．それでも改善がみられなければ…手術をして外科的に病巣である腸管を切除します．大腸全摘術＋回腸嚢肛門吻合術を行うことが多いです．

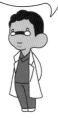

潰瘍性大腸炎の
腸管切除は，
最終手段って
感じだよね〜

　最近では，便移植も研究されています．健康な人の便をカプセルに入れて飲んだり，大腸内視鏡で健康な人の便を溶かした液を散布します．

ええええーっ!!

それなりの成績が
出ているらしいよ．

　なお，腸の炎症性疾患にはクローン病もありますが，こちらは消化管のどこでも起こるため，大腸をすべて取り切れば治る潰瘍性大腸炎と違い，消化管の狭窄などに対して手術を行うことはあっても，クローン病を治すために手術を行うことはありません．

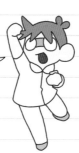

では次に，
腸管切除術について
勉強していこう!

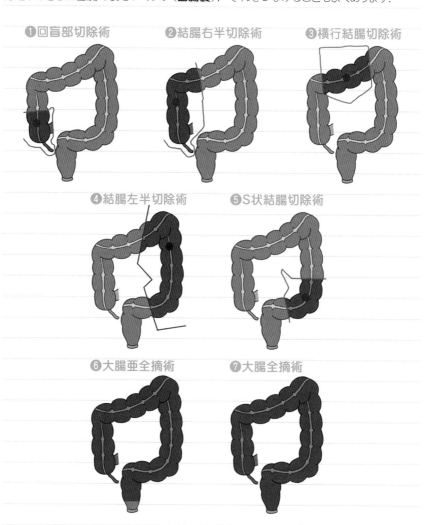

術 式

ここでは主に，大腸に対する腸管切除術について説明します．

結腸の切除術

切除する場所によって，術式が異なります．また，結腸を全摘・亜全摘する場合には，再建するときに回腸で袋をつくって（**回腸嚢**），それをつなげることもよくあります．

❶回盲部切除術　❷結腸右半切除術　❸横行結腸切除術

❹結腸左半切除術　❺S状結腸切除術

❻大腸亜全摘術　❼大腸全摘術

　「大腸全摘」とは，文字どおり「直腸を含む大腸をすべて切除すること」．そこで，大腸が一部でも残っていれば「亜全摘」になります．

　全摘・亜全摘では回腸嚢をつくってつなげることがありますが，これは「直腸を切除しても，直接便が出るより少し便を溜める袋があったほうが排便コントロールがしやすいだろう」という狙いによるものです．また，回腸嚢をつくることで，蠕動が弱くなり，肛門の圧を上回れないので，便漏れが少なくなります．必ずしも大腸全摘・亜全摘＝回腸嚢をつくる，ではないのですね．

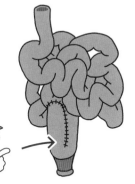

ここが
回腸嚢だね

直腸の切除術

肛門括約筋を温存するかどうかによって，術式が異なります．

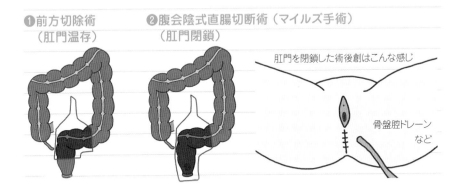

❶前方切除術
　（肛門温存）

❷腹会陰式直腸切断術（マイルズ手術）
　（肛門閉鎖）

肛門を閉鎖した術後創はこんな感じ

骨盤腔ドレーン
など

　結腸・直腸の手術で切除範囲の肛門側が直腸まで届く場合，切除した腸同士を吻合せず，肛門側の断端を閉鎖し，口側の断端に単孔式ストーマを造設する術式です．物理的に腸が届かない場合や，吻合するのが危険な場合（高齢・合併症・腹膜炎など）に選択されます．

ストーマ

腸管切除術と切っては切れない関係なのが**ストーマ（人工肛門）**です.

❶ストーマ造設

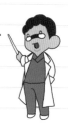

さっきも言ったけど,
大腸は長さに余裕がないからね…
無理やり引っぱってつなげないことはないけど,
無理して切除した腸管どうしをつなげると
縫合不全のリスクが格段に上がるんだ.
そこで, 一時的にストーマを造設して便や消化液による
物理的刺激をやわらげたり, そもそも縫合不全するもの
と見込んで, 漏れて困るものが腸管内にないように
しておくって理由で一時的ストーマ（カバーリング
ストーマ）をつくることもあるよ.

　腸管の切除部位によって, 造設するストーマの種類が異なります. 回腸ストーマの場合, 一時的ストーマとして造設されることが多いため, 双孔式ストーマがよくみられます. 大腸に造設する場合, 大腸は上行結腸と下行結腸で固定されていて, 横行結腸を切除すると上行結腸と下行結腸が届かないため, 分離式ストーマが選択されることもあります. しかし, 分離式はストーマが2つ並ぶ形になっていて管理しにくいため, 腸管同士を縫合してつなげる二連銃式が選択されることが多いです. また, 肛門を切除する場合（マイルズ手術）やハルトマン手術では単孔式ストーマとなり, 永久ストーマとなることが多いです.

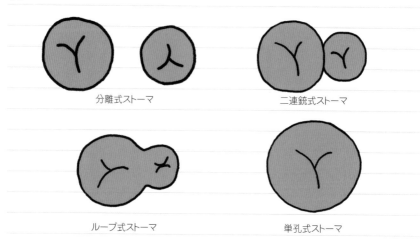

分離式ストーマ　　　　　　　　　　　二連銃式ストーマ

ループ式ストーマ　　　　　　　　　　単孔式ストーマ

❷ストーマ閉鎖術

- **一時的ストーマを閉鎖する**手術です．

- 双孔式ストーマをそのままつなぐのではなく，**ストーマを造設して孔が開いている部分の腸を短い範囲で腸ごととって腸をつなぎなおします**．

- 約10cmの小さな腸の部分切除術です．

一時的ストーマをイレオストミーでつくる理由

　大腸は血流も可動性も悪く，縫合不全が起きやすい臓器です．もし，大腸で縫合不全が起こったら腹膜炎になり，またその手前でストーマを造設することになったりして…エンドレスです．一方，小腸にはそういうことがほとんどありません．

> だから，小腸でストーマをつくるとき，外科医は「そのうち閉じるつもりだぞ」という意思を持っていることが多いよ！

　イレオストミーは，便の性状も軟らかくて管理も大変ですが，多くは半年くらいで閉鎖できるので，ストーマ閉鎖術をしたときに合併症を起こさず，一回の手術で絶対に終わらせるぞ…という意味が込められているそうです．

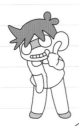

> ストーマについては，p.45〜で超！くわしく解説したので，そっちをチェックしてね！

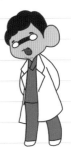

> ストーマのケアは看護師さんの大切な仕事だから，頼むよ〜

注意が必要な術後合併症と術後ケアのPOINT

術直後〜数日は**ドレーン排液の性状**や**創部の状態**，**腹部症状**に注意しましょう．術後しばらくしてからは**排便に関する症状**に注意が必要です．

注意が必要な術後合併症

- <u>縫合不全</u>（p.30）
- <u>イレウス</u>（p.36）
- <u>創部感染</u>（p.42）
- <u>便の性状の変化</u>
- <u>排便障害</u>

それぞれの
合併症については
該当ページをチェック！

縫合不全

基本的にはp.30で解説したとおりですが，腸管の術後は**腸管浮腫**が起こります．術後に腸管がむくんでいる間は腸管が腫れている状態なので，仮に穴があったとしても，穴が押しつぶされて漏れづらいです．しかし，**術後徐々に浮腫が軽減してくるとしぼんでくるので，穴から便が漏れ出す**ことがあるのです．

 浮腫がとれた後，術後3日以降に縫合不全が起こりやすい！

なお，腸管の縫合不全は腹膜炎と直結するので，注意が必要です．

 ドレーン排液の性状・においをきちんとチェックしよう！

縫合不全のときは排液が濁って便臭がするよ！
ひどいと便がそのまま出てくることも…

便の性状の変化

術後は便の性状が変わります．たとえば大腸を多くとった場合は水様便が続くため，時に便を固めるような薬が処方されることがあります（p.50参照）．

 便性状を確認する！

> 医師は便の性状をみることはあまりないので，ナースがきちんとみて，医師に伝えることが大切だよ！

排便障害

排便は自律神経によってコントロールされています．この神経は骨盤のなかにあって，直腸の手術ではこの周辺をよくいじったりして，時に損傷してしまいます．また，進んだ癌では神経を切らなければならないこともあります．そのようなときには，術後に**排便コントロールが難しくなる**ことがあります．

> 具体的には…
> ・直腸内に便があるのに感知できず便漏れを起こす
> ・逆に，排便後も残便感が残ってしまう
> などだね．

> 排便障害は，病棟ではあまりみることがないかもしれないわね…でも，退院後に排便コントロールがうまくいかなくて悩む患者さんはは多いのよ．恥ずかしくて外来で医師に言えない人もいるから，退院指導で「排便障害が起こることがある」と伝えておけるといいわよね．

なぜ，経腸栄養が大事なの？

「経腸栄養は大事」とよくいわれますが，点滴でも栄養は入れられますよね．それでは経腸栄養の利点はどのようなものなのでしょうか．

経腸栄養と静脈栄養のいちばんの違いは，**栄養が腸から吸収されるかどうかです**．経腸栄養は腸から門脈を経て，必ず1回肝臓を通ってから全身に届けられます．一方で，静脈栄養は直接血管に入って全身に届けられます．どちらも最後は全身に届くのだから同じじゃないかと思えますが，実は違います．**経腸栄養の利点には，腸を使うことで腸壁の元気が保たれたり，腸内細菌がいい感じになったりなどもありますが，最大の利点は「肝臓を通る」こと**なのです．

栄養は必要なものですが，危険もあります．ブドウ糖はエネルギーになりやすい（燃えやすい）ですが，それは，他の物質と反応しやすい，つまり周りのものを傷つけやすいということでもあります．たとえば，石油は燃やして発電などに利用されますが，闇雲に燃えたら危険ですよね．栄養も同じで，余計なところで周りを傷つけないようにきちんと管理しなければなりません．ちょっと難しくなりますが，下の図を見てください．グルコースにはホルマリンの性質をもつアルデヒド基（体に悪い）がついています．しかし，**肝臓はバラバラに流れてきた栄養成分を鎖のように，しかもアルデヒド基をうまく接続部に使って隠すようにつなげるのです**．そうしてできるのがグリコーゲンです．分子（グルコース）に1個ずつ付いていたアルデヒド基が，鎖（グリコーゲン）1つで1個に減ります．もし，1万個のグルコースがつながれば，毒性は1／1万ですね．さらに，**肝臓はその鎖を自身の中にしまっておき，必要なときに必要なだけその鎖をちぎって体に流してくれるのです**．

だから，**肝臓を通る経腸栄養は，栄養の持つ毒性が劇的に少ない**のです．体にとっては，石油をバケツに入れて闇雲に大量に持ってくるのと，防火タンクに入れて必要なときに必要な量だけ持ってきてくれるのくらい安全性が違うのです．

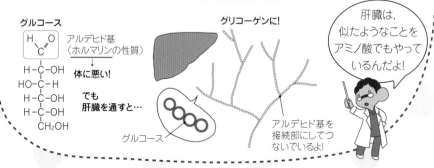

グルコース

アルデヒド基
（ホルマリンの性質）

体に悪い！

でも
肝臓を通すと…

グルコース

グリコーゲンに！

アルデヒド基を
接続部にしてつ
ないでいるよ！

肝臓は，
似たようなことを
アミノ酸でもやって
いるんだよ！

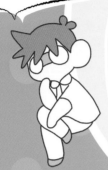

いろいろな仕事を
一手に引き受ける
化学工場

肝臓

ざっくりまとめ

肝臓の解剖生理

- 血管の走行が複雑で，血流が豊富
- 代謝や解毒作用を司るほか，胆汁の生成など，さまざまな機能がある
- 再生する唯一の臓器!

肝臓の手術

- 癌の部位や大きさに応じて切除する場所や大きさを決める
- 最近では腹腔鏡下で行われることもある
- 予備能力や再生能力が高く，全体の2/3程度を切除しても大丈夫!

注意が必要な術後合併症と術後ケアのPOINT

- ドレーン排液の量・性状が大きく変化したときは何かが起こっている!

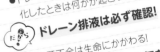
ドレーン排液は必ず確認!

- 術後肝不全は生命にかかわる!

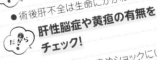
肝性脳症や黄疸の有無をチェック!

- 肝膿瘍から敗血症やショックにいたるおそれが!

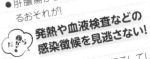
発熱や血液検査などの感染徴候を見逃さない!

- 胆汁漏から腹膜炎を起こしてしまうことも

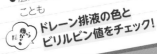
ドレーン排液の色とビリルビン値をチェック!

肝臓の構造と働き

　肝臓は右横隔膜の下に位置し，解剖学的には肝鎌状間膜を境に右葉と左葉に分かれています．肝臓には肝動脈と門脈の2つの血管から栄養が運ばれ，肝静脈を経て，肝外へ流出します．また，**手術などで切除しても再生する唯一の臓器**でもあります．

　手術をするうえで，肝臓は8つの領域に区分けされていますが，**肝臓の血管の走行はとにかく複雑！**　また，大きな門脈が通っているので，肝臓は**"血流が豊富な消化器＝術後出血には要注意"**ってことを覚えておきましょう．また，この血流がなんらかの理由で阻害された場合は，壊死を起こし細菌感染を起こす可能性もあります．

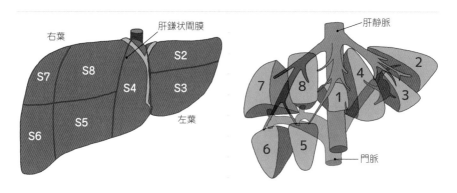

　肝臓の仕事はたくさんあります．

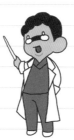

- 栄養分の貯蔵・調整作用
- 解毒作用
- 胆汁の生成

　ここではとくに，肝臓の術後ケアの理解に必要な，**胆汁の生成**を中心に勉強していきましょう．

❶胆汁の生成

胆汁は**消化液のひとつ**です．**脂肪を乳化して脂肪の消化吸収を助ける働き**があります．ですが，**胆汁そのものには消化酵素は含まれておらず，あくまで消化を助ける作用**がメインとなります．肝臓でつくられた胆汁は，総胆管から胆囊へ流れ，ファーター膨大部の手前で膵管と合流し，十二指腸乳頭を経て十二指腸へ流出します．

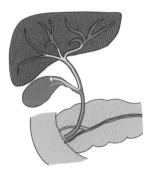

胆汁の主要な成分はビリルビンで，その材料をさかのぼると赤血球にたどり着きます．**寿命を終えて脾臓で破壊された赤血球は肝臓に運ばれ，肝臓の細胞で代謝され黄色のビリルビンに変化します．**代謝されたビリルビンは胆汁とともにいったん腸内に分泌され，ウロビリノーゲンへ還元され，再び吸収されます．ウロビリノーゲンは体内で酸化するとウロビリンに変化します．そして，ウロビリンは「ウロ」つまり尿とともに体外に排出されます．

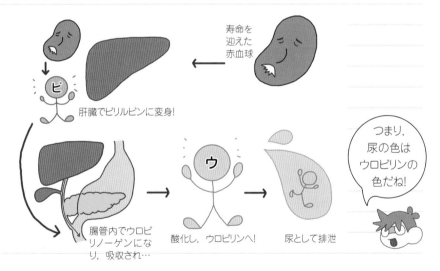

寿命を
迎えた
赤血球

肝臓でビリルビンに変身！

腸管内でウロビリノーゲンになり，吸収され…

酸化し，ウロビリンへ！

尿として排泄

つまり，
尿の色は
ウロビリンの
色だね！

一方，吸収されず腸内に残ったウロビリノーゲンは，ステルコビリノーゲンに還元され，これが酸化することで黄色から茶色のステルコビリンに変化します．そして，ステルコビリンは大便とともに排泄されます．

つまり，大便の色は
ステルコビリンの色ですね！

吸収されたり還元されたり忙しいビリルビンだけど…
これを理解していると，ビリルビン尿や白色便が出る理由が
理解しやすくなるよ！

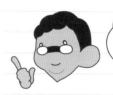

主な疾患

肝臓の主な疾患は

- 肝癌（原発性，転移性）
- 肝硬変
- 肝炎
- 脂肪肝　など

> このうち，外科的な
> 治療が選択されるのは
> 主に**肝癌**です．

なので，肝癌についてざっとおさらいしましょう．

肝癌

原因

- 原発性と転移性があります．
- 原発性は肝炎ウイルスの感染や飲酒などによる肝臓への障害が慢性的に続いていると，肝細胞が癌化して起こります．
- 転移性は他の癌から肝臓に転移したものです．
- 内臓のなかでも，肝臓と肺は他の癌からの転移が起こりやすい臓器です．

原発性肝癌の進行

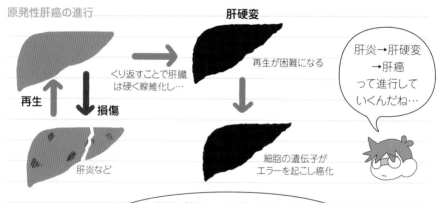

肝硬変

くり返すことで肝臓は硬く線維化し…

再生　損傷

再生が困難になる

肝炎など

細胞の遺伝子がエラーを起こし癌化

> 肝炎→肝硬変
> →肝癌
> って進行して
> いくんだね…

> 細胞が傷ついて再生するなかで
> 遺伝子のエラーを引き起こして癌化するのは
> p.70で勉強しました！

> 肝硬変になると肝臓自体の
> 状態が悪くなって，再生能力も落ちてくる．
> そうなると，外科的な手術が困難になる
> 場合もあるんだよ．

- 肝臓は再生能力が非常に高いため，病気になっても早期には症状が少ないのが特徴のひとつです．
- 原発性肝癌では肝硬変を伴っていることが多いです．
- 肝臓機能の低下で起こる**下肢の浮腫**や**腹水**，**皮膚黄疸**といった主訴で受診し発覚することも多いです．
- アンモニア分解作用が阻害されると，肝性脳症など重大な意識障害が現れることもあります．
- **肝性脳症になるとさまざまな精神症状などがみられ**，その昏睡度は以下のように分類されています．

昏睡度	精神状態	参考
I	• 睡眠・覚醒リズムの逆転 • 多幸気分，時に抑うつ状態 • だらしなく気にとめない態度	• 言われてみれば…と後からの評価で判断される場合が多い
II	• 見当識（時・場所）障害 • 物を取り違える（混乱） • 異常行動（例：お金をまく，化粧品をゴミ箱に捨てる等） • ときに傾眠（普通の呼びかけで開眼し，会話はできる） • 無礼な言動があったりするが，医師の指示には従える	• 興奮状態なし • 羽ばたき振戦あり • 便・尿失禁はなし
III	• しばしば興奮状態やせん妄状態を伴い，反抗的態度をみせる • 傾眠伏態 • 外的刺激で開眼しうるが，医師の指示には従わない，または従えない（簡単な命令には応じることができる）	• 興奮状態あり • 羽ばたき振戦あり • 見当識の低下
IV	• 昏睡（完全な意識の消失） • 痛み刺激に反応する	• 刺激を払いのけたり，顔をしかめる
V	• 深昏睡 • 痛み刺激にも全く反応しない	• 反応性低下

〔犬山シンポジウム（1981）をもとに作成〕

- 手術や薬物療法のほか,肝動脈塞栓療法(TAE),経皮的エタノール注入療法(PEIT), **ラジオ波焼灼,放射線療法**など,さまざまな方法があります.
- **手術を行う件数としては,原発性より転移性のほうが多い**です.
- これまでは,癌が転移するともう完治が望めなくなると考えられてきましたが,近年では,肝転移した癌を切除したら治ったという報告もあり,特に大腸癌の肝転移は,切除で完治する場合もあるので,大きさや数によっては手術が第一に選択されます.

肝癌の治療は種類が多い!

　一般的な癌の再発は,目に見えない癌細胞の取り残しや生き残りが時間をかけて育ってきたもので,細胞を比べると再発前の癌とまったく同じです.一方で肝癌の再発の場合,まったく新しい肝癌が別のところで出てくることも少なくないです.これは,多くの原発性肝癌はウイルス性肝炎を背景としているため,切除して取りきれたように見えても,また新しい癌が出てくることがよくあるためです.

> だから,医師は肝癌は
> 再発するもんだと思っている.

　一度,癌を取り切れたとしても完治する可能性が低いと考えているため,なるべく傷つける肝臓を小さくしよう,何度もできる治療をしよう…ということで,さまざまな治療法が編み出されてきたのです.

> まずは,TAEやPEITとかラジオ波焼灼で
> 内科の先生が頑張ってくれるから,手術は最
> 後の手段と考えている施設も多いよ.
> 最後の最後だから,その分手術が大変に
> なるんだけどね…

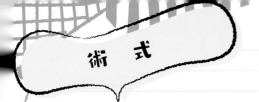

術 式

　ここでは肝癌で用いられる術式について説明します．癌の部位や大きさに応じて切除する場所を決めます．なお，癌を切除する際，切除する部分が大きいと，術後に肝機能が十分に残せないことがあります．そこで，事前に切除する方の肝臓を栄養している門脈を塞栓させて弱らせ，残したい部分の肝臓を先に頑張らせて肥大させておく**門脈塞栓術**を行うこともあります．切除してから頑張るべき残る部分の肝臓を実際の手術より前にリハビリして体力をつけて備えておく，といったイメージです．

肝切除術

最近は技術や術式の進歩に伴い，
腹腔鏡下で行われることも
増えてきているよ．

❶肝部分切除

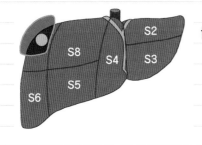

癌のある部分とその周囲の小範囲のみを切除します．

複数か所切除する場合もあります．

❷肝区域切除

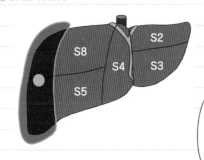

肝臓内のグリソンの支配域に基づいて，**肝臓全体の1/8〜1/3を切除**します．

肝動脈・門脈・胆管の
3本は束ねられて
ひとつの鞘に入っている感じで
肝臓の中を走行しているの．
この鞘はグリソン鞘って
呼ばれているのよ．

❸肝葉切除

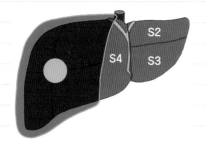

肝臓の**右葉**，あるいは**左葉**を切除します．

たくさん仕事してるのに，
こんなに取っちゃって大丈夫なんですか？

肝臓はとにかくやることが多いんだけど，
予備能力や再生能力が高いのも特徴のひとつでね．
2/3つまり全体の66%程度を切除しても
正常に機能するんだよ．

ダメになることも許されないんですね…

だからこそ，「沈黙の臓器」の名のとおり，
肝障害による症状が出るころには病状が
進行していることが多いんだよね……

注意が必要な術後合併症と術後ケアのPOINT

ドレーン排液や感染徴候，肝機能低下に伴う症状に注意が必要です！

注意が必要な術後合併症

- 術後出血（p.32）
- 術後肝不全
- 肝膿瘍
- 胆汁漏

術後肝不全

　術後5日目以降の総ビリルビン上昇や，プロトロンビン時間延長を認める場合に術後肝不全が疑われます．術中の大量出血による肝循環不全や大量肝切除などが原因です．プロトロンビンとは，肝臓で生成される血液凝固因子です．**肝機能が低下すると血中の凝固因子が減少し，血液が固まるのに時間がかかる，つまり出血傾向になります**．

　また，肝臓は司る機能が非常に多く，そのなかにはアンモニアの代謝や消化管から吸収された栄養物の代謝，解毒・排泄など，生命にかかわる機能も多くあります．肝機能が低下すると，毒素のひとつであるアンモニアを尿素に変換できなくなり，**血液中のアンモニア量が増えることで肝性脳症を発症**したり，血中のビリルビンを胆汁として排泄できず，**血中ビリルビン値が上昇し，黄疸症状をきたす**など，重症となる可能性があります．

　なお，アンモニアが高値となった場合には，アンモニアの吸収低下を目的としてラクツロース（モニラック®など）や，アンモニアの処理促進のため，分岐鎖アミノ酸製剤（アミノレバン®）などが投与されます．

「不全」＝「生きていくのに十分な機能が果たせていない状態」だから，治療でなんとか機能を補ったり，取り戻してあげなきゃいけないんだね．

肝性脳症になっていないか?

- 意識レベルの低下や見当識（p.119の表を参照してね!）
- 血液中のアンモニアの値（基準値:30～80μg/dL）
  → **「3桁以上で高値」** と覚えると覚えやすいよ!
  アンモニアが高値の場合は緊急性が高いので，すぐに判断できるように!

黄疸が出ていないか?

- 皮膚や眼球の黄染
- 血液中のビリルビン値（基準値:総ビリルビン:0.2～1.2mg/dL）
  → **2.0mg/dL以上で眼球黄染,3.0～5.0mg/dL以上で皮膚黄染** が出現!

黄疸とビリルビン

　術後に限らず，血液中のビリルビン値が上昇すると，このビリルビンが皮膚や眼球などを黄色く見せます．これが黄疸です．ビリルビンは皮膚に沈着して末梢神経を刺激するため，瘙痒感や皮膚の脆弱性を伴います．なお，ビリルビンは尿中にも排泄されるため，尿を黄色く染めます（ビリルビン尿）．

　このビリルビンですが，間接ビリルビンと直接ビリルビンに分かれています．赤血球は脾臓で破壊されてヘモグロビンが間接ビリルビンになり，それが血流で運ばれて肝臓に入ってグルクロン酸抱合されて直接ビリルビンになり，胆汁に排泄されます．

　血中に間接ビリルビンが多い＝肝臓に入る前のビリルビンが多いということは，すなわち，赤血球の破壊が多い，または肝臓がビリルビンを取り込めない状態だということです．一方，血中に直接ビリルビンが多い＝ビリルビンは肝臓に入って変化させられているもののうまく排泄されていない状態，すなわち，排泄路のどこかが詰まっていることが疑われます．

 黄疸が出たとき，どのビリルビン値が高いかでどこに異常が起きているかがわかる!

通常ならば，術後に肝不全による症状をきたすことはあまり多くないのですが，肝臓自体の状態が悪い場合などでは，黄疸や腹水，肝性脳症などの症状が出現する場合があります．また，**浮腫を伴うことが多く**，術後はほぼ全例でドレーンが入ってくるため，スキントラブルには十分注意しましょう．

以下に，肝不全による瘙痒感や腹水・浮腫への対応方法をまとめました．

❶瘙痒感

黄疸が進行すると，ビリルビンがいろいろなところに沈着します．**ビリルビンには末梢神経を刺激する作用があるため，強い瘙痒感が出現する場合があります**．

そこで，なるべく皮膚を刺激しないように愛護的なケアを行い，かゆみ止めの外用薬などの処方を行います．

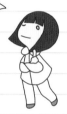

> 掻破によるスキントラブルを防ぐためには，
> ①**皮膚の清潔を保つ**
> ②**室内の温度・湿度の環境調整を行う**
> ③**通気性のよい衣服を着用する**
> などの対応をしましょう！
> また，掻破痕からの感染や，肝機能低下に伴って出血傾向でもあるから，掻破部からの出血にも注意が必要ね！

❷腹水・浮腫

肝機能低下の結果として，肝臓のアルブミンの合成能力も低下します．アルブミンは血液に流れているタンパク質のメインであり，この量が少ないと水分が血管内に留まっていられなくなります．すると，血管外に漏れ出た水分は**腹水や浮腫**となって現れてきます．浮腫を起こした皮膚はスキントラブルを起こしやすいため，術後に浮腫を認める場合はしっかりと除圧し，スキントラブル防止に努めましょう．足浴なども血行を改善するため苦痛の緩和につながります．

腹水が貯留していると臥位では苦痛を感じやすいため，クッションを使い坐位を保つなどして安楽なポジショニングを保ちましょう．ホットタオルで温罨法を行うことで筋緊張の緩和にもつながります．腹水で伸展した皮膚は筋緊張を起こしている場合が多く，瘙痒感なども伴います．愛護的なスキンケアや外用薬の塗布などを行い，瘙痒感の緩和に努めましょう．

肝膿瘍

　肝臓は血液が豊富な臓器なので，そのなかに膿瘍ができると敗血症のリスクが非常に高いです．重度になると，ショック状態や臓器不全によるDICなど重症になることもあるため，発熱などの感染徴候を早期に発見することが大切です．

　肝膿瘍と診断されたら，抗菌薬の投与のほか，排膿のために穿刺ドレナージを行うこともあります．

観察項目
感染徴候がないか
- 発熱，血液検査（CRP，WBCなど）

膿性の排液ではないか
- ドレーン排液の性状

膿性の排液は
こんな感じの色
になるよ!

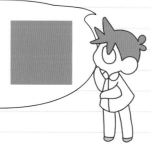

胆汁漏

　切除した肝臓の断面から胆汁が腹腔内に漏れ出した状態です．ときに胆汁性腹膜炎を起こします．胆汁漏が少量であれば経過観察とする場合もありますが，必要であれば漏れた胆汁を体外へ出すための経皮的ドレナージを行う場合もあります．

観察項目
胆管ドレーン以外に胆汁が漏れていないか
- ドレーン排液（胆汁様），排液のビリルビン値の上昇

胆汁漏があるときの排液はこんな感じの色になります．
きちんと異常に気づけるようになりましょうね!

肝臓から分泌された色．さらさら

胆汁が酸化すると緑色に．粘性がある場合，感染を疑う

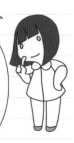

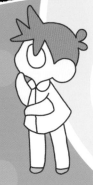

肝臓からの製品を
受け止める倉庫
&それを運ぶ輸送路

胆嚢・胆管

胆嚢・胆管 の解剖生理

- 胆嚢は肝臓の下にあり，肝臓でつくられた胆汁を濃縮して溜めている！
- 胆管は肝臓・胆嚢・膵臓をつなぎ，十二指腸へ胆汁や膵液を送る！

 胆管は超重要！

注意が必要な術後合併症と
術後ケアのPOINT

- 肝臓・膵臓の術後合併症と共通

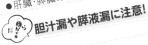 **胆汁漏や膵液漏に注意！**

胆嚢・胆管 の手術

- 胆管癌・胆嚢癌の手術は，癌がどこにあるかによって肝臓や膵臓・十二指腸まで巻き込んださまざまな手術が行われ，バリエーションがとても豊富
- どんな手術が行われたかで術後管理や注意点も変わる

解剖生理

胆嚢・胆管の構造と働き

❶胆嚢

　胆嚢は**肝臓の下にあり，肝臓でつくられた胆汁を濃縮して溜めておく袋の役割**があります.

　胆嚢は胆汁の水分を吸収することで5〜10倍に濃縮し,50〜60mLを貯留することができます.　食事をすると胆嚢が収縮して胆汁が送り出されます.　その後,　総胆管を通り,　ファーター乳頭部から膵液とともに十二指腸へ流入します.

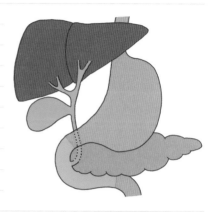

胆汁とは

　脂肪分解作用がある濃緑色〜茶色の消化液で,　胆汁酸塩や胆汁色素,　コレステロール,　ビリルビンなどが主な成分です.　肝臓で1日約1L生成されます.　消化液であると同時に,　肝臓で解毒したものの分解物を排泄する役割もあります.

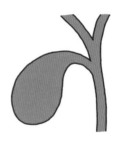

❷胆管

胆管は，**肝臓・胆囊・膵臓をつなぎ，十二指腸へ胆汁や膵液を送る役割**があります．

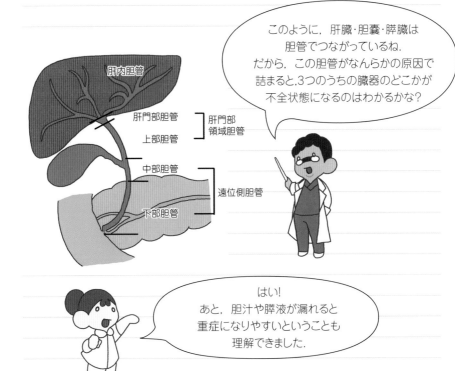

このように，肝臓・胆囊・膵臓は
胆管でつながっているね．
だから，この胆管がなんらかの原因で
詰まると，3つのうちの臓器のどこかが
不全状態になるのはわかるかな？

はい！
あと，胆汁や膵液が漏れると
重症になりやすいということも
理解できました．

胆管の手術を行う場合は，
**肝臓・胆囊・膵臓以外に十二指腸や胃にも
かかわるよ．**
だから，たとえば胆囊の疾患でも，胆囊単体でみる
のではなく，他の臓器と関連づけて観察ができるよう，
解剖生理の知識もしっかり押さえておこうね！

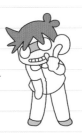

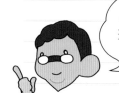

主な疾患

胆嚢・胆管の主な疾患は

- 胆嚢炎
- 胆石症
- 胆嚢癌
- 胆管炎
- 胆管癌
- 閉塞性黄疸
- 膵・胆管合流異常症　など

このうち，外科的な治療が選択されるのは主に**胆石症，胆嚢癌，胆管癌**です．

なので，胆石症，胆嚢癌，胆管癌についてざっとおさらいしましょう．

胆石症

原因

- 胆嚢や胆管内で**胆汁内の成分が析出**して石のような状態になることです．
- この石が詰まると，感染・炎症を起こします（糞石で起こる虫垂炎と同じ理屈です）．
- 胆石の主な成分はコレステロールとビリルビンなので，脂質やコレステロールの取り過ぎも胆石の原因のひとつとなります．

胆石が詰まり胆嚢が収縮しようとしても収縮できない．重症の場合，胆嚢がラプチャー（破裂）することもある

症状

- **無症状のこともありますが**，**腹痛や発熱などの**症状で受診し，発覚することも多いです．

治療

- 薬物療法や内視鏡的治療（ERCPなど），体外衝撃波破砕療法などが選択されることもあります．
- 外科的な手術を行う場合には胆嚢摘出術を行いますが，可能なら腹腔鏡下での手術が選択されます．
- 腹腔鏡下手術で経過が良好であれば，1〜3日程度の入院ですむクリニカルパスを採用している施設も多いです．

だから，開腹するときはいろいろと面倒なことが起こっていることが多いよ．

胆嚢癌

原因

- 胆嚢内にできる癌です.
- 膵・胆管合流異常症という先天的な形成異常が危険因子とされていますが，生活習慣などとの関係はまだわかっていません.

症状

- **黄疸**，**腹痛**などの症状があります.
- ただし，早期の段階では症状が出ない場合が多く，症状が出るころにはかなり進行しています.

治療

- 早期癌なら胆嚢を摘出します.
- 浸潤がある進行癌でも手術が可能であれば，周囲臓器（肝臓やリンパ節）を伴う拡大胆嚢摘出術や拡大肝右葉切除術が選択されます.

胆嚢って
取っちゃっても大丈夫なんですか？

そもそも胆嚢の仕事は
「胆汁を溜めて濃縮させること」.
だから，胆汁自体は肝臓で生成されているんだよね.
つまり，胆汁生成に直接影響があるわけではないということ.
ただ，胆嚢がないと濃縮されていない胆汁が垂れ流しになるわけだから，いままでできていた「十二指腸に入った食事に反応して，濃縮された胆汁を流す」ことができなくなるね.

胆汁の作用は脂肪を溶かすことだから…….

脂肪を適切に溶かす量を調整できなくなる
わけだから，**油物を多く食べたときに下痢を
してしまうようになる**ってこと．

だから，下痢をする覚悟があるなら，
多少揚げ物なんかを食べても大丈夫かな．
術後は胆汁を抑制する内服薬を出すこともあるから，
それをふまえて食事指導を行ってね．
そもそも，胆嚢自体に異常がなくても
手術のときに胆嚢がないほうが有利だから…
って理由で切除することもまれにあるよ．

えぇー!?

でも，胆汁はお腹のなかで
漏れたら大変な消化液ではあるんだよ．
胆嚢はとても軟らかい臓器なので，
手術中に破けてしまうこともよくあるよ．
そのようなときはしっかり洗ってくるけれども，
術後に腹腔内膿瘍になる可能性もあるから，
そういう場合は
十分に注意してドレーンや全身状態，
疼痛の観察をお願いね!

手術記録からの情報収集が大切なんですね!

胆管癌

原因

- 胆管内にできる癌で，癌のできる部位によって右の図のように分類されています.

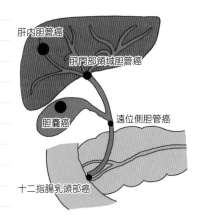

肝内胆管癌
肝門部領域胆管癌
胆嚢癌
遠位側胆管癌
十二指腸乳頭部癌

症状

- 初期ではほぼ無症状です.

- 進行してくると，以下のような症状が現れます.

  - 閉塞性黄疸（眼球黄染，皮膚黄染，皮膚瘙痒，白色便，ビリルビン尿）
  - 心窩部痛，右季肋部痛
  - 食欲不振，全身倦怠感　など

治療

- 根治を目指すには，多くの場合で手術が必要になります.

- しかし，切除ができない場合もあり，その場合には薬物療法や放射線療法が第一選択となります.

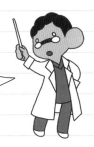

胆管切除ができないのは，
　①癌が重要な血管に浸潤し，安全に切除することができない
　②肺などの離れた臓器への遠隔転移や大動脈周囲のリンパ節への転移がみられる
　③腹膜播種（腹膜に癌が散らばって転移した状態）を伴う
などの場合.
つまり，「リスクを冒して手術をしても，根治が見込めないとき」ってことだね.

- 胆管が閉塞している場合は，内視鏡（ERCP）を用いて閉塞を解除するために<u>ステン</u><u>トを留置することもあります</u>．

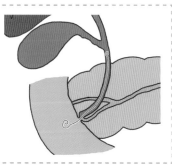

ステント留置

　癌などによって胆管に閉塞をきたした場合には，ERCPなどを用いて胆管の閉塞を解除するためのステントを留置して閉塞を解除することもあります．しかし，ステントはあくまで異物なので，常に感染やステントの閉塞の可能性を考える必要があります．

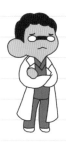

胆管の疾患って何が問題かというと，肝胆膵をつないでいる道だから，詰まったりして問題が起きても胆嚢みたいに取るだけで手術が終わりになるわけではないところなんだよだね．通り道をつなぎ直さなきゃいけないし，場合によっては肝臓や膵臓ごと切除しなくちゃいけなくなることもあるし．

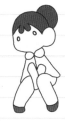

そう考えると，胆管の閉塞ってすごく大変なことなんですね!

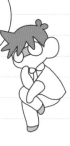

重要臓器にも近いから，癌になると他の臓器への浸潤やリンパ節転移の可能性もある．腹膜播種になったら，もちろん外科的な治療は難しいから，薬物療法に頼るしかなくなるね．

膵・胆管合流異常症

　消化液は混ざるとスイッチが入って活性化されるので，腸に入る前に混ざると危険です．だから，膵液の流れる膵管と胆汁が流れる胆管は，十二指腸開口部ではじめて合流するのです．ファーター乳頭に力が入っているときは，2つの管とも閉じられている状態で，膵液と胆汁は十二指腸に流れ出る本当に直前まで混じり合わないようになっています．

正常な状態

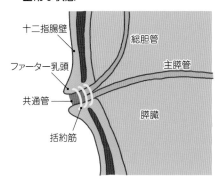

十二指腸壁
総胆管
ファーター乳頭
主膵管
共通管
膵臓
括約筋

膵・胆管合流異常症

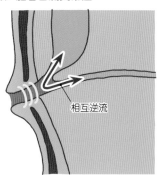

相互逆流

　しかし，それがより手前で合流してしまうと（膵・胆管合流異常症），胆汁が膵管に流れたり，膵液が胆管に流れたりして，それぞれを傷つけます．すると，痛めつけられた胆管は膨れ（胆道拡張症），膵癌や膵炎，胆管癌，胆管炎などのリスクが非常に高くなります．

　症状が出ててから見つかることもありますが，無症状でもなんらかのきっかけで見つかった場合には手術適応です．手術は胆汁の流れと膵液の流れを分断してあげればよいのですが，膵臓の中でそんな器用なことはできないので，p.136の方法で再建します．なお，がんではないので，周囲のリンパ節は取りません．

術　式

ここでは，胆嚢の手術と胆管の手術に分けて解説します．

胆嚢の手術

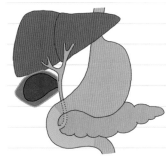

胆嚢を摘出する手術です．胆嚢の壁は何層かになっていて，一部分は肝臓に張り付くように食い込んでいます．胆石症の場合は，肝臓に張り付いている一層を肝臓側に残して摘出します（胆嚢摘出術）．癌の場合は，肝臓に張り付いている部分も含めて全層切除を行います（胆嚢全層切除）．もし，癌が肝臓に張り付いている側の壁にあったら，肝臓自体も薄く削ります（肝床切除）．このとき，深く切除すればそれだけ出血や胆汁漏のリスクは高くなります．進行した胆嚢癌では，周囲のリンパ節とその先の胆管も含めて切除します（肝外胆管切除術）．

胆管の手術

❶中部胆管癌，進行胆嚢癌，膵・胆管合流異常症の手術

　肝臓の外，膵臓の外にある胆管を切除して再建します．胆管癌の手術として行うには非常に条件が限られていて，正直なところほぼ見ないです．しかし，進行した胆嚢癌の手術や膵・胆管合流異常症の手術としては最もよく見られる術式です．

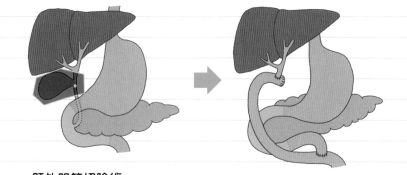

肝外胆管切除術

❷肝門部領域胆管癌，中枢型肝内胆管癌の手術

　肝門部や中枢（肝臓に入ってすぐ）の肝内胆管に癌がある場合，癌のある部分の胆管を取ってしまうと胆汁の出口がなくなってしまいます．胆汁の出口を手術で作り直すことができなければ，その部分の肝臓は胆汁が排泄できなくなり，生きていけないので，肝臓も切除せざるをえないのです．

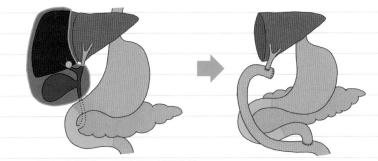

肝右葉切除＋肝外胆管切除術

❸遠位側胆管癌，乳頭部癌の手術

　下部胆管は膵臓の中を通って十二指腸に達します．そこに腫瘍がある場合，膵臓内の胆管だけを取って切除する…なんて器用なことはできません．だから，管が通っている膵臓ごと切除せざるをえないのです．さらに，十二指腸と膵臓もしっかりくっついていて離すことができないので，十二指腸も一緒に切除しなければなりません．その結果，膵頭十二指腸切除術になります．

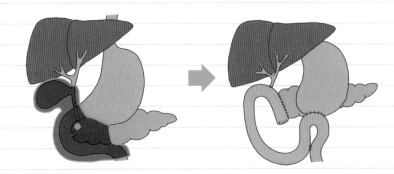

膵頭十二指腸切除術

❹末梢型肝内胆管癌の手術

　肝内胆管癌は，正確には肝臓の中にある胆管の癌ですが，腫瘍の場所が胆管の末梢のため，肝臓の中にしこりができたというイメージです．実際，手術も肝癌とほぼ一緒なので，「少し性質の違う肝癌」と考えるとよいでしょう（p.121参照）．

その他

　開腹手術のほかに，**内視鏡や超音波を用いた処置や検査**も行われます．結石の除去や胆管が閉塞してしまったときには閉塞を解除し，胆汁を体外にドレナージすることもあります．

❶ERCP（内視鏡的逆行性胆管膵管造影）

　口から内視鏡を入れ，十二指腸から膵管や胆管内にカテーテルを挿入したら造影剤を注入し，膵管や胆管内のX線撮影を行います．このとき使ったカテーテルをうまく利用して，ステント留置や結石の除去などの治療を行うこともあります．

❷EST（内視鏡的乳頭切開術）

　口から十二指腸まで内視鏡を進め，十二指腸にある総胆管の入り口（ファーター乳頭）を切開します．結石の除去やステント留置のときに行われることが多いです．なお，「内視鏡的」とはいえ切開を行うので，術後は膵炎のリスクを伴います．

❸ERBD（内視鏡的逆行性胆管ドレナージ）

　口から内視鏡を入れ，十二指腸乳頭部から胆管の閉塞している部分の上部までドレナージチューブを送って胆汁が十二指腸内に排出されるようにします．このとき，閉塞予防のステントを留置することもあります．

❹ENBD（内視鏡的経鼻胆道ドレナージ）

　鼻から胆管にドレナージチューブを入れ，胆汁を排出する方法です．手術までの「一時しのぎ」としては，最も多く行われています．

❺PTBD（経皮経肝胆管ドレナージ）

　超音波下に体表から穿刺し，肝臓内から胆管までカテーテルを送って溜まった胆汁を体外に排出します．挿入したカテーテルはそのまま体表に留めなくてはならないので，術後はドレーン管理をする必要がありますが，十二指腸を経由しないため膵炎のリスクがないのがメリットです．ただし，肝臓を貫くので出血のリスクは大きいです．

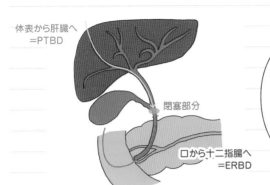

体表から肝臓へ
=PTBD

閉塞部分

口から十二指腸へ
=ERBD

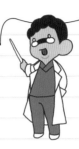

ERBDとPTBDはどちらも目的は同じ「胆汁のドレナージ」.
十二指腸側から閉塞部分にアプローチするか, 肝臓側から閉塞部分にアプローチするのかの違いだね!

ちなみに, ENBDやPTBDで回収した胆汁だけどね. 捨てるのが長期になることが予想されるなら, 胆汁は消化管に戻したいからドレーンバッグに回収した胆汁を経管から入れたり, 時には患者さんに飲んでもらったりするよ.

そんなこと,
本当にやるんですか?!

本当にやるよ.
コーラで割るのが飲みやすいって
聞いたことがある…
やったことないけど.

注意が必要な術後合併症と術後ケアのPOINT

　ドレーン排液や感染徴候などに注意が必要ですが，胆嚢・胆管の術後合併症は，術後出血や縫合不全などの一般的な術後合併症のほか，胆管でつながっている**肝臓や膵臓の術後合併症と共通**しているので，くわしくはそれぞれのページを参照してくださいね．

注意が必要な術後合併症
- 縫合不全（p.30）
- 術後出血（p.32）
- 胆汁漏（p.126）
- 膵液漏（p.148）

＼注目!!／
胆嚢・胆管の疾患・手術の考え方のコツ

　胆嚢・胆管の疾患や手術は「癌だから～」「胆石だから～」と分けて考えていると，頭のなかが混乱してしまいます．なので，まずは原因となる疾患にかかわらず「胆管が閉塞すると，どのような症状が起こるのか」を理解しましょう．そこからさらに「胆管の閉塞を手術によってどう解消しているか」「胆嚢だけを切除する場合と胆管切除を伴う場合では，胆汁の輸送経路にどのような違いがあるか」に焦点を当てて考えると理解しやすいですよ!

> 肝臓でつくられた胆汁がどのようにして
> 十二指腸に流れ込むかを理解できれば，
> 胆嚢・胆管の術後は怖くないよ!

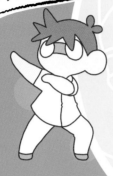

最強の消化液や
インスリンなどのいろいろな
ホルモンをつくる
ハイテク工場

膵臓

ざっくり
まとめ

膵臓の解剖生理

- 胃の後ろに位置し，膵頭部，膵鉤部，膵体部，膵尾部と呼ばれる
- 消化酵素を出す外分泌機能と血糖や消化作用をコントロールする内分泌機能がある
- 膵管は膵頭部で総胆管と合流し，十二指腸につながっている

膵臓の手術

- 膵頭十二指腸切除術では，膵頭部と胆嚢・胆管，十二指腸，胃の幽門側を切除
- 膵体尾部切除では，膵体尾部のほか，脾臓も切除することが多い
- 膵全摘術では，膵臓と胆嚢・胆管，十二指腸，胃の幽門側を切除
- 術後は，他の臓器ではあまり見ない重要なドレーンが入ってくるよ！

 **ドレーンの自己抜去は
全力で防ぐ!!**

注意が必要な術後合併症と術後ケアのPOINT

- 膵液は強力な消化液！ 漏れたら膵臓自身や他の臓器，血管などを溶かしてしまうことが！

 膵液漏には要注意！

- 膵液と血液が混ざると特徴的な「赤ワイン色」になる

 **ドレーンの排液が
赤ワイン色になったら
危険なサイン！**

- 膵臓疾患は「痛みが強い」「背中が痛い」

 **上腹部や背側の突出した
持続する疼痛に注意！**

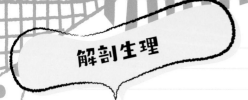

解剖生理

膵臓の構造と働き

膵臓は、**胃の後ろにある長さ15cm程度の臓器で，十二指腸側から膵頭部，膵体部，膵尾部と呼んでいます**。また，膵臓には，**消化液である膵液を分泌する外分泌機能とホルモンを分泌する内分泌機能**があります。

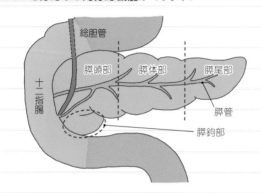

❶外分泌機能

膵臓では，**1日に800〜1,000mLにも及ぶ膵液が分泌され**，その分泌量は必要に応じて調整されています。**膵液には，タンパク質分解酵素（トリプシン），脂肪分解酵素（リパーゼ），糖質分解酵素（アミラーゼ）など，多数の消化酵素が含まれています**。また，**膵液はアルカリ性であり，胃酸で酸性になった食べ物を中和する働きもあります**。

胆管で肝臓や胆嚢とつながっており，生成された膵液は十二指腸乳頭を経て小腸に送り込まれます。

❷内分泌機能

膵体部と膵尾部に多く存在する**ランゲルハンス島という細胞群によって血糖コントロールが行われています**。ランゲルハンス島を構成する細胞にはα細胞，β細胞，δ細胞があり，それぞれ血糖や消化作用のコントロールに必要なホルモンを分泌しています。

α細胞：グルカゴン	β細胞：インスリン	δ細胞：ソマトスタチン
・血糖値を上昇させる ・脂肪をブドウ糖に変えたり，肝臓に蓄えられたグリコーゲンがブドウ糖に戻るのを促進し，低下した血糖を上昇させる	・血糖値が上がりすぎないよう調整する ・血液中の余ったブドウ糖を中性脂肪に変えるのを促進したり，ブドウ糖をグリコーゲンに変えて肝臓や筋肉に蓄える	・多くの消化に関連するホルモン〔ガストリン，コレシストキニン，セクレチン，インスリン，グルカゴン，VIP（血管作動性腸管ペプチド），GIP（胃抑制ポリペプチド）など〕を抑制する

腸閉塞対策の最後の手段「サンドスタチン®」

　腸閉塞の治療は閉塞の原因を解除するのが原則ですが，それが難しい場合にはどうしたらよいでしょうか？　よくある状況としては，腹膜播種による閉塞部位が複数あって手術もできないような場合です．分泌された消化液は後ろにも前にも進めず，腸はパンパンに膨らみ，なんとか中身を外に出そうと腸が頑張って動いてしまうことでさらに痛みが出て…でも手術はできず，イレウス管も届かない…なにか打つ手はないのか?!…そこで出番となるのが，「サンドスタチン®」．ソマトスタチンの類似物質です．上の表にもありますが，ソマトスタチンは代表的なブレーキホルモンです．視床下部などからも分泌されたりしていて，厳密には一部例外もありますが，総じて「消化作業頑張れホルモン」たちを"抑制"する働きがあります．

　消化作業には多くのホルモンが関係しています．食べ物の流れに並行し，ドミノ倒しのようにいろんなホルモンが順番に刺激・分泌され，消化液を分泌したり，消化管を動かしたりと消化活動を活性化していきます．しかし，サンドスタチン®を投与すると，これらを大きく抑制することになりなります．結果，消化液の分泌が減り，腸の動きが弱くなり…冒頭に挙げたような場合には苦痛の緩和に大きく寄与することになるのです．

緩和の段階では，サンドスタチン®の持続皮下注を続けながら在宅療養される患者さんもいるよ．

膵臓の主な疾患は

- 膵炎（慢性，急性）
- 膵癌
- 膵仮性嚢胞
- 膵管内乳頭粘液性腫瘍（IPMN）

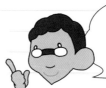

このうち，外科的な治療が選択されるのは主に**膵癌**です．

なので，膵癌についてざっとおさらいしましょう．

膵癌

原因

- はっきりとはわかっていませんが，喫煙や慢性膵炎，糖尿病が発症のリスクにかかわっているとされています．

症状

- **早期では無症状**であることが多く，**腹痛や背部痛，黄疸**などの症状が出現したときにはすでに進行癌であることも多いです．

治療

- **手術や薬物療法，放射線療法が選択されます．**
- 膵頭部癌では，癌の状態にあわせて膵頭十二指腸切除術を行います．
- 膵体尾部癌では，脾合併膵体尾部切除術が基本です．
- 進行癌では，胆管バイパスやステント留置，胃空腸吻合術を伴う姑息的手術が行われることもあります．

膵仮性嚢胞

　膵炎や外傷などで痛んだ膵にできる嚢胞です．膵液や壊死組織，滲出液などが溜まります．そのまま消失することも多いですが，大きくなり続けて痛みなどの症状や感染がみられる場合には治療が必要です．内視鏡的に内容液を排泄する処置のほか，手術が必要になることもあります．

膵管内乳頭粘液性腫瘍（IPMN）

膵管内にでき，良性（原則）の腫瘍が産生する粘液が溜まって嚢胞のように見えるものです．癌化することがあるため，手術適応になる場合もあります．手術は膵癌の術式に準じることが多いです．

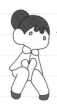

姑息的…?
卑怯なってこと?

「一時しのぎ」とか，根治ではなく症状の軽減を目的にする場合に使う言葉だよ。
たとえば，胆管癌で胆管が閉塞してしまっているけれど根治が見込めない場合や，高齢で侵襲性が高い手術をすることが難しいと判断された場合，症状が落ち着くのを待ってから手術に踏み切りたい場合など，とりあえずステントを留置することで閉塞を解除したりして，まずは症状の軽減を目指すことだよ。

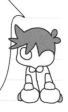

腸閉塞でイレウス管を入れて腸管を減圧して，浮腫が落ち着くのを待つ…みたいな感じですか?

そうそう!
そういうこと!

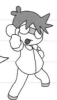

膵液と膵炎

　手術で治療することはまずありませんが，膵炎（特に急性膵炎）について説明します。膵炎は死亡するほど重篤になることもあります。いくつかの原因がありますが，一番はアルコールです。はっきりと原因がわかっていない部分もあるのですが，アルコールが膵臓自体の膵液からの防御機構を働かないようにしてしまうことがあることがわかっています。そうなると自分で出した膵液で膵臓が消化され，さらに傷ついた膵臓から膵液がお腹の中に漏れていくんです。膵液はなんでも溶かす最強の消化液です。それがお腹の中に漏れると大変なことになるのは，わかりますよね。もしお腹の中で漏れたらまわりの内臓が大やけどする感じになります。

内臓がやけどするってどんな感じなんですか?

皮膚のやけどを思い出して。腫れて，水ぶくれができて，それが破れたらただれて汁が出るよね。内臓も同じ。水ぶくれこそできないけど同じようなことが起こっているよ。内臓が腫れてただれて汁が出る。それも大量に。いわゆるサードスペースに水がいっぱい逃げてくる。だから大量に輸液してあげないと，どんどん脱水が進んで大変なことになるんだ。10L/日くらい輸液しないといけないなんてことはざらにあるんだよ。

術 式

ここでは主に膵癌で用いられる術式について説明します．切除する場所によって，術式が異なります．

膵切除術

❶膵頭十二指腸切除術

膵頭部・膵鉤部を切除するときの術式です．膵頭部の中を胆管が貫き，また膵臓と十二指腸は剥がせないほどよくくっついているので，膵頭部と胆嚢・胆管，十二指腸，胃の幽門側を同時に切除し，消化液が流れるように空腸をつなぎ直します．なお，最近では胃の幽門側を温存する術式が多く用いられています．

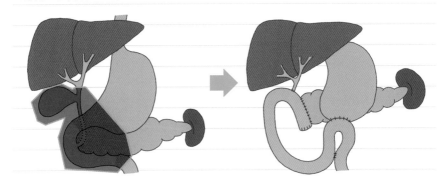

❷膵体尾部切除術

膵頭部を残し，膵体部や膵尾部を切除します．同時に脾臓や周囲のリンパ節も切除します．最近では，脾臓を温存する術式が用いられることもあります．

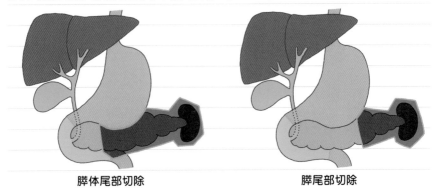

膵体尾部切除   膵尾部切除

❸膵全摘術

　件数としては非常に少ないですが，膵臓をすべて摘出します．膵臓のほか，胆嚢・胆管，十二指腸，胃の幽門側を同時に切除し，消化液が流れるように空腸をつなぎ直します．全摘するので，膵臓の機能は失われてしまいます．

膵臓の術後のドレーン

　膵頭十二指腸切除術では，下の図のように膵管ドレーンと胆管ドレーンを留置します．その目的は2つです．

　1つ目は，吻合部にトラブルが起きて詰まってしまったら，膵管なら膵炎，胆管なら閉塞性黄疸になってしまうため，そうならないように別の出口をつくっておく，ということです.2つ目は，万が一トラブルで狭窄しそうになっても，管の太さよりは細くならないようにしておくことです．

　術後，吻合部が落ち着いたころになったら，ドレーンをクランプします．そこで，膵液や胆汁が問題なく流れていることがわかれば抜去します．

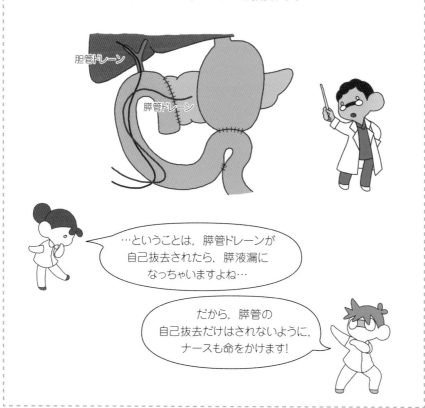

胆管ドレーン

膵管ドレーン

　…ということは，膵管ドレーンが自己抜去されたら，膵液漏になっちゃいますよね…

　だから，膵管の自己抜去だけはされないように，ナースも命をかけます！

注意が必要な術後合併症と術後ケアのPOINT

ドレーンの排液の性状や炎症反応，**腹痛**，**背部痛**に注意が必要です！

注意が必要な術後合併症
- 縫合不全（p.30）
- 術後出血（p.32）
- <u>膵液漏</u>

> それぞれの合併症については，該当ページをチェック！

膵液漏

　膵液が本来通るべきルートから漏れ出すことです．膵液はアルカリ性で，タンパク質を溶かす働きがあります．また，膵臓の周囲には大きな血管がたくさん走行しています．そのため，**膵液によって周囲の血管が溶けてしまうことで，術後に大出血を起こすリスクがあります**．また，他の臓器も膵液に損傷されると，臓器がやけどしたような状態となり，強い炎症を起こします（p.145）．消化された組織は栄養のスープのようになって膿瘍形成や感染のもとになります．場合によっては，腸に孔があいて腹膜炎になるなど重篤になります．

　治療は，とにかく漏れた膵液の早期かつ確実なドレナージの継続です．

観察項目
- 強い**腹痛**や**背部痛**
- 発熱や血液検査による**炎症反応**（CRP，WBCなど）
- ドレーン排液の性状
  - →膵液漏では排液が**赤ワイン**色に！
- ドレーン排液の**アミラーゼ値**

> 膵液漏を発見したら**医師に即報告！**時には再手術になることもあります！

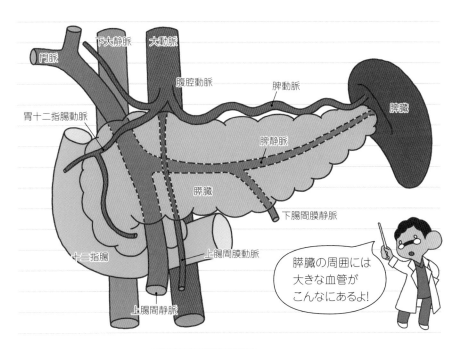

門脈

下大静脈　大動脈

腹腔動脈

脾動脈

脾臓

胃十二指腸動脈

脾静脈

膵臓

下腸間膜静脈

十二指腸

上腸間膜動脈

上腸間静脈

膵臓の周囲には
大きな血管が
こんなにあるよ!

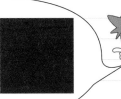

膵液と血液が混ざると，赤血球が破壊されて溶血が起こり，ドレーン排液が特徴的なワインレッドになるよ．出血を示す新鮮血とはまた違った色なので，注意深く観察しようね．

そうそう．ドレーン排液のアミラーゼ値だけど，血中アミラーゼ値が200の人なら，ドレーン排液も200くらいあっても当然なんだよ．

ええええーっ!
大丈夫なんですか?!

ちなみに純粋な膵液のアミラーゼ値は20万とかだよ．だから，ドレーン排液のアミラーゼ値が2,000とかでも100倍希釈されているよね．漏れている量は非常に少ないから，「たいしたことないな」って外科医は思っているよ．

脾臓とは?

そういえば,膵臓のすぐそばに脾臓がありますけど,
脾臓ってどんな役割があるんですか?

脾臓の役割は以下の4つです.

① 免疫機能

- リンパ球などの免疫細胞を成熟・増殖させる免疫応答を行います.

② 血球破壊機能

- 古くなった赤血球を破壊し,赤血球中のヘモグロビンから鉄を回収します.

③ 造血機能

- 造血作用は通常は骨髄で行われていますが,大量出血や骨髄の機能が低下したときには代わりに造血を行います.

④ 血液貯留機能

- 量としては多くないですが,血液を貯蔵し,運動時など筋肉が大量の酸素を必要とするときなどには,血液を駆出して筋肉へ酸素を届けています.

地味にいろいろ
機能がありますね.

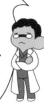

脾臓に行く血管が膵臓に張りつくように走っていて,
丁寧に剥がすのは大変.その血管が最後,複雑に枝分かれ
してから脾臓に入るんだよ.だから,脾臓ごと取れたら手術
は早いよね.手術時間が短いのは患者さんのためになるし,
脾臓を残すかどうかはその利点との天秤だね.
それに,癌の手術では周囲のリンパ節を郭清したいんだけど,
脾臓の入口にあるリンパ節もその対象になることが多いんだ.
複雑に枝分かれした血管の間とかにリンパ節がいっぱいある
んだよ…そうなると脾臓ごとじゃないと取り切れないね.

残せるものなら
残したいけど,残せ
ないことがあるって
ことなんですね…

脾臓摘出後は血小板が増加するから,
抗血小板薬が投与されることもあるよ.
それに,長期的には免疫力も落ちるから,
退院して落ち着いたら肺炎球菌などの
予防接種を受けてもらおうね.

参考文献

1) 久保健太郎：先輩ナースが書いた消化器外科ノート． 照林社，2018.
2) 独立行政法人労働者健康安全機構関西労災病院看護部：はじめての消化器外科看護
　　──カラービジュアルで見てわかる！． メディカ出版，2017.
3) 小西敏郎編：疾患別＆症状別 消化器外科術後ケアガイド． メディカ出版，2005.
4) 医療情報科学研究所 ： 病気が見えるVol.1　消化器 第5版． メディックメディア，
　　2016.
5) 溝上裕子編：創傷ケアの基礎知識と実践． メディカ出版，2011.
6) 日本ストーマ・排泄リハビリテーション学会：ストーマ・排泄リハビリテーション
　　学用語集 第3版． 金原出版，2015.
7) 熊谷英子監：ストーマケアのコツとワザ201． メディカ出版，2014.

さくいん

おわりに

最後まで読んでいただいて，ありがとうございました.

今回，南山堂さんにこのお話をいただいて，「私ごときがこんな大それたことを…」と恐縮しながらの執筆となりましたが，わかりやすいことしか理解しようとしない私の頭の中をそのまま本にしたような，とてもよい内容の本になったと思います.

すみからすみまで読まなくていいので，まずは自分に必要なところからつまみ食いのようにして読んでください.　そうやって，わからないところ，わからないところ…とひとつずつ理解を深めていくうちに，いつのまにか消化器外科看護が大好きになっていたらうれしいです.

この本が，どこかの病院の看護師さんが「消化器外科看護って楽しい！」と思ってもらえるきっかけになれば本望です.

最後に，全面的に医学監修をお願いした平野先生，ストーマに関してアドバイスをいただいたWOCのモトヤマさん（仮名）には，心から感謝を申し上げます.　お二人の協力がなければ，この本は絶対に完成しませんでした.

また，いつも『ぴんとこなーす』を応援してくださる読者の皆様.

心より感謝を申し上げます.

本当にありがとうございます.

これからも『ぴんとこなーす』を
よろしくお願いします！

ぷろぺら

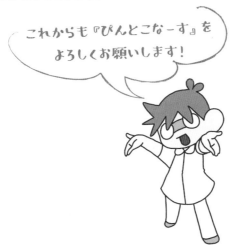

著者
ぷろぺら

看護師

これまでに慢性期病棟，クリニック，消化器外科，HCU，救急病棟，泌尿器科，腎臓内科などなどを経験．看護師向けサイト「看護roo！」(https://www.kango-roo.com/) にて，エッセイ漫画『ぴんとこなーす』を描きながら，現在も病棟で元気に勤務中．著書は『ぴんとこなーす』（いそっぷ社，2018年），『ぴんとこなーす──病院は今日もてんやわんや』（いそっぷ社，2019年）．好きなものはカエルグッズ．最近，変な柄のパーカーを集めるのにハマっている．

Twitter→@puropera44

消化器外科はシンプルかつ奥が深くて，就職してから大好きになった領域です！この本で皆さんに消化器外科看護を「面白い！」と思ってもらえたらうれしいです！

医学監修
平野龍亮

社会医療法人財団慈泉会相澤病院外科センター乳腺・甲状腺外科

長野県上田市出身．長野県上田高等学校卒業．信州大学医学部医学科卒業．社会医療法人財団慈泉会相澤病院卒後臨床研修センター，同外科センター，長野県立こども病院小児外科，大阪大学医学部附属病院消化器外科肝胆膵グループ，社会医療法人財団慈泉会相澤病院外科センター消化器外科を経て，現職．外科専門医，臨床研修指導医．

手術こそ外科医が行いますが，患者さんにとって治療の時間の大半は病棟で，その病棟の主役は絶対にナースです．名ナースに看護される患者さんは幸せでしょう．この本がその一助となりますように．

ナスさんが教える！　ぴんとくる消化器外科看護

2020 年 3 月 15 日　1 版 1 刷　　　　　　　　　　　　　　　©2020

著　者　　監修者
ぷろぺら　　平野龍亮
　　　　　　ひら　の　りょうすけ

発行者
株式会社 南山堂　代表者 鈴木幹太
〒113-0034　東京都文京区湯島4-1-11
TEL 代表 03-5689-7850　　www.nanzando.com

ISBN 978-4-525-50161-7　　定価（本体 2,200円＋税）

A 5 0 1 6 1 1 0 1 0 1 - A

反対側から
めくってね!

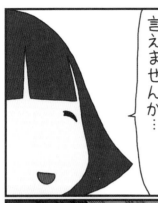

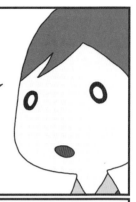

あの…便が漏れたりっていうことは、ないんでしょうか…？

気になりますよねー もちろん絶対ないとは言えませんが…

安心してください！可能な限り漏れることがないよう、Mさんに合ったストーマをつくる位置を決めるのが、私たちの仕事です！これからお腹を見せてもらいますが、何かあったらしっかり対応できるようお手伝いさせていただきます！

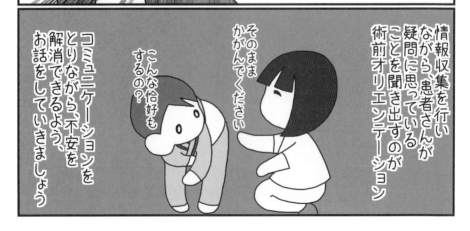

情報収集を行いながら、患者さんが疑問に思っていることを聞き出すのが術前オリエンテーション

そのままかがんでください

こんな恰好もするの？

コミュニケーションをとりながら、不安を解消できるよう、お話をしていきましょう

11

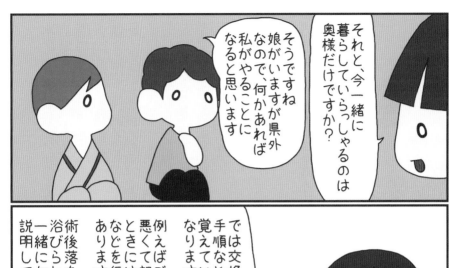

それと、今一緒に暮らしていらっしゃるのは奥様だけですか？

娘がいますが県外なので、何かあれば私がやることになると思います

そうですね

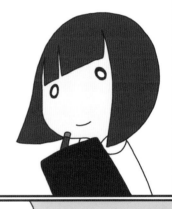

では交換や便破棄の手順なども、奥様に一緒に覚えていただくことになります

例えばご本人が具合が悪くて起き上がれないようなときには、奥様に貼り替えなどを行っていただく必要がありますので

術後落ち着いてシャワーが浴びられるようになったら、一緒にケアの方法を説明していきますね

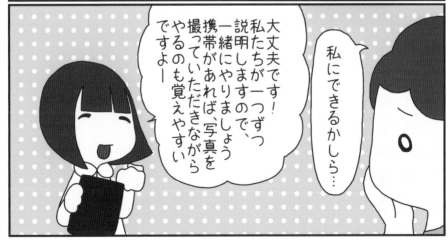

私にできるかしら…

大丈夫です！私たちが一つずつ説明しますので、一緒にやりましょう

携帯があれば、写真を撮っていただきながらやるのも覚えやすいですよー

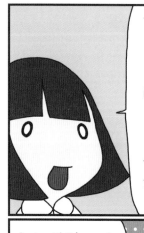

水には強い素材なので
お風呂に入っても
問題はありません
入浴前に袋の中の
便を捨てておくと、
気にならないと思います
むしろお風呂は毎日
入ってください
貼り替えもお風呂なら
やりやすいですよ
それとMさんは
かぶれやすかったり
皮膚が弱かったり
することはありますか？

そういうことは
あまりないですね

良かったー
あまり肌が弱いと
使えない素材も
ありますので

またにおいですが
この袋は基本的に
防臭になっているので、
袋を開けない限り
においうことはあまり
ありません

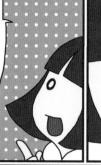

便を捨てるときは
においますが、誰でも
排便時はにおいますよね？

今まで肛門から便を出してお尻を
拭いていた行為が、
袋から便を出して
袋を畳むという行為に
変わると思ってください

あまりに気になるときは
袋の中に直接入れて使う
消臭剤などもあります
使っていく中で気になる
ことがあれば、なんでも
相談してください

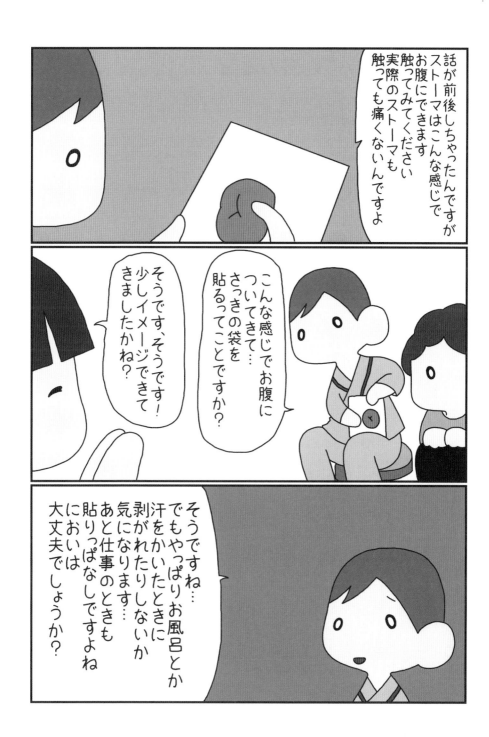

話が前後しちゃったんですが
ストーマはこんな感じで
お腹にできます
触ってみてください
実際のストーマも
触っても痛くないんですよ

こんな感じでお腹に
ついてきて…
さっきの袋を
貼るってことですか？

そうです、そうです！
少しイメージできて
きましたかね？

そうですね…
でもやっぱりお風呂とか
汗をかいたときに
剥がれたりしないか
気になります…
あと仕事のときも
貼りっぱなしですよね
においは
大丈夫でしょうか？

8

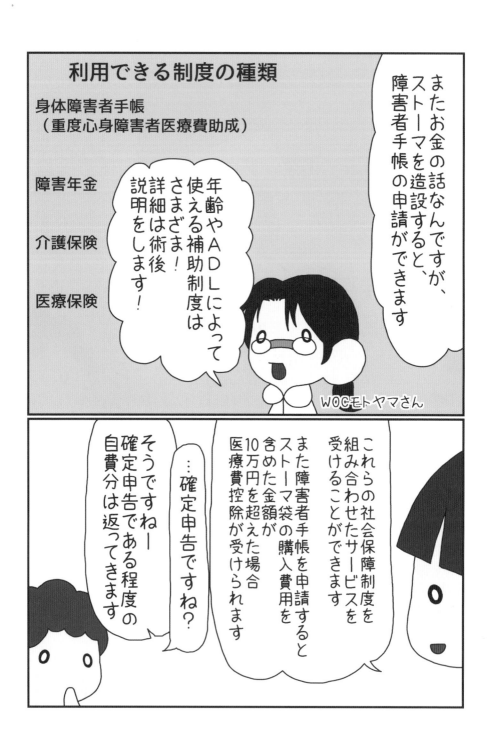

利用できる制度の種類

身体障害者手帳
（重度心身障害者医療費助成）

障害年金

介護保険

医療保険

年齢やADLによって使える補助制度はさまざま！詳細は術後に説明をします！

またお金の話なんですが、ストーマを造設すると、障害者手帳の申請ができます

WOCモトヤマさん

これらの社会保障制度を組み合わせたサービスを受けることができます

また障害者手帳を申請するとストーマ袋の購入費用を含めた金額が10万円を超えた場合医療費控除が受けられます

…確定申告ですね？

そうですねー確定申告である程度の自費分は返ってきます

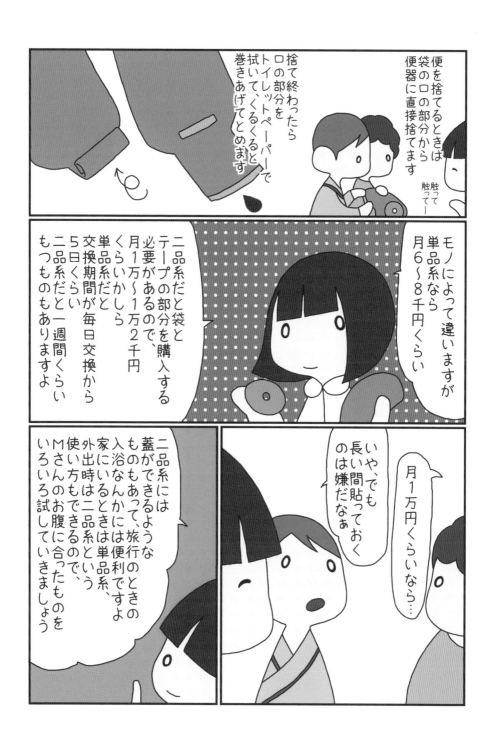

便を捨てるときは袋の口の部分から便器に直接捨てます

触って触ってー

捨て終わったら口の部分をトイレットペーパーで拭いて、くるくる巻きあげてとめます

モノによって違いますが単品系なら月6〜8千円くらい

二品系だと袋とテープの部分を購入する必要があるので、月1万〜1万2千円くらいかしら

単品系だと交換期間が毎日交換から5日くらい

二品系だと一週間くらいもつものもありますよ

月1万円くらいなら…

いや、でも長い間貼っておくのは嫌だなぁ

二品系には蓋ができるようなものもあって、旅行のときの入浴なんかには便利ですよ

家にいるときは単品系、外出時は二品系という使い方もできるので、Mさんのお腹に合ったものをいろいろ試していきましょう

6

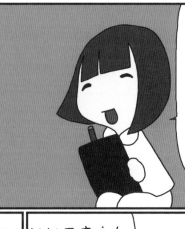

わ、すごい！運動されてるんですね

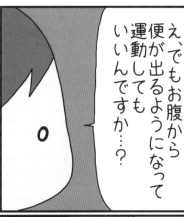

え、でもお腹から便が出るようになって運動してもいいんですか…？

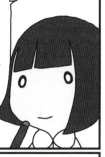

もちろんです！…が、そうですねまずは実際のモノを見ていただく方がいいかな

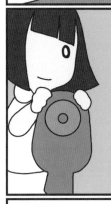

これはサンプルですがこういったものをお腹に貼ることになります

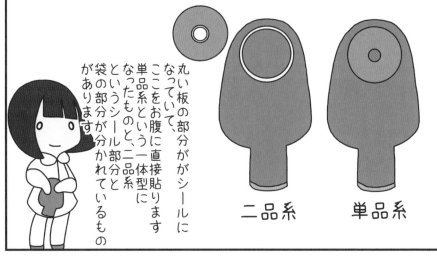

丸い板の部分ががシールになっていて、ここをお腹に直接貼ります単品系という一体型になったものと、二品系というシール部分と袋の部分が分かれているものがあります

二品系　　　単品系

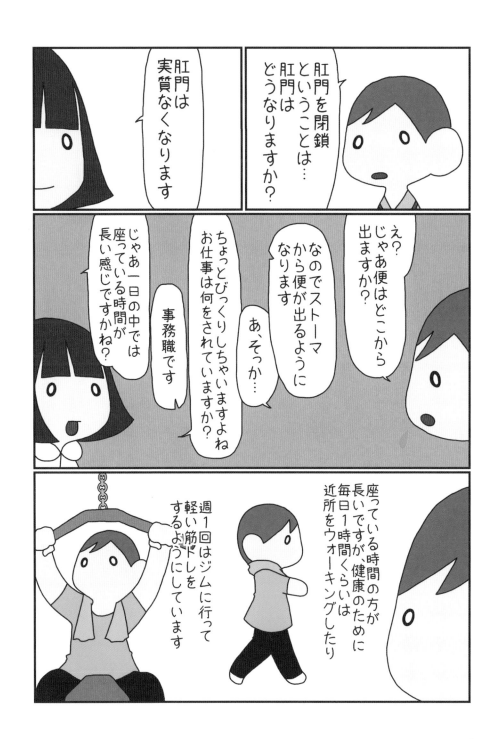

4

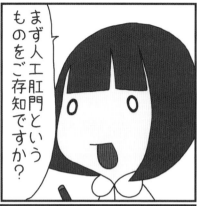

まず人工肛門というものをご存知ですか?

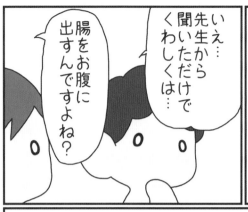

いえ…先生から聞いただけでくわしくは…

腸をお腹に出すんですよね?

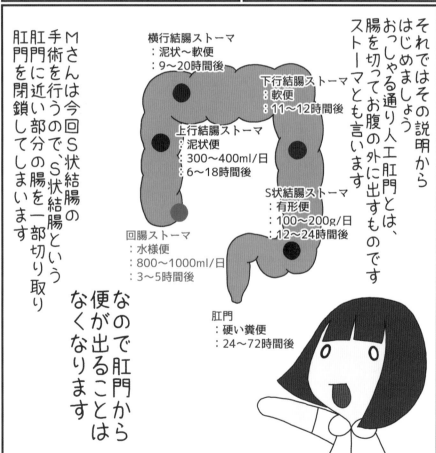

それではその説明からはじめましょう

おっしゃる通り人工肛門とは、腸を切ってお腹の外に出すものです

ストーマとも言います

横行結腸ストーマ
：泥状～軟便
：9～20時間後

下行結腸ストーマ
：軟便
：11～12時間後

上行結腸ストーマ
：泥状便
：300～400ml/日
：6～18時間後

S状結腸ストーマ
：有形便
：100～200g/日
：12～24時間後

回腸ストーマ
：水様便
：800～1000ml/日
：3～5時間後

肛門
：硬い糞便
：24～72時間後

Mさんは今回S状結腸の手術を行うので、S状結腸という肛門に近い部分の腸を一部切り取り

肛門を閉鎖してしまいます

なので肛門から便が出ることはなくなります

3

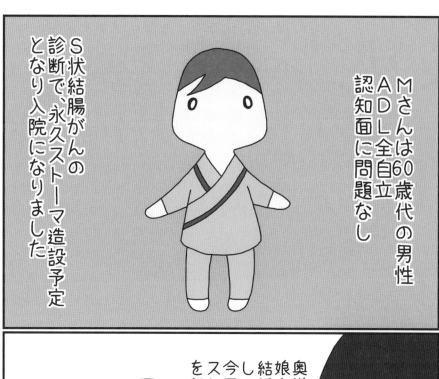

Ｍさんは60歳代の男性
ＡＤＬ全自立
認知面に問題なし

S状結腸がんの診断で、永久ストーマ造設予定となり入院になりました

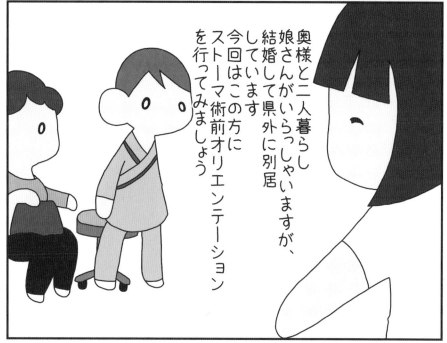

奥様と二人暮らし
娘さんがいらっしゃいますが、結婚して県外に別居しています
今回はこの方にストーマ術前オリエンテーションを行ってみましょう

ワカさんの

ストーマ術前オリエンテーション

p.51 でも説明したけれど，術前オリエンテーションは，「ストーマがどのようなものなのか」，そして「ストーマ造設後の生活がどのように変わるのか」について，患者さんやご家族に理解してもらうためにするものよ．

だから，まずはストーマについて知ってもらうところから！実際の装具やストーマの模擬品を使うと，患者さんもイメージしやすくなるわね．

イメージしてもらえたら，次にどのようなケアを行っていくのかを説明して，理解を深めていってね．

さらに，患者さんの生活の状況（仕事や運動など）や装具にかけられる金額，患者さんの体調が悪化したときなどに代わりにケアをしてもらえる人はいるか…など，退院後を想像しながら確認していくのよ．

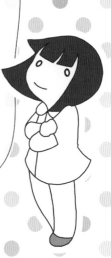

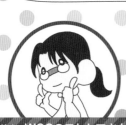

協力：WOCのモトヤマさん